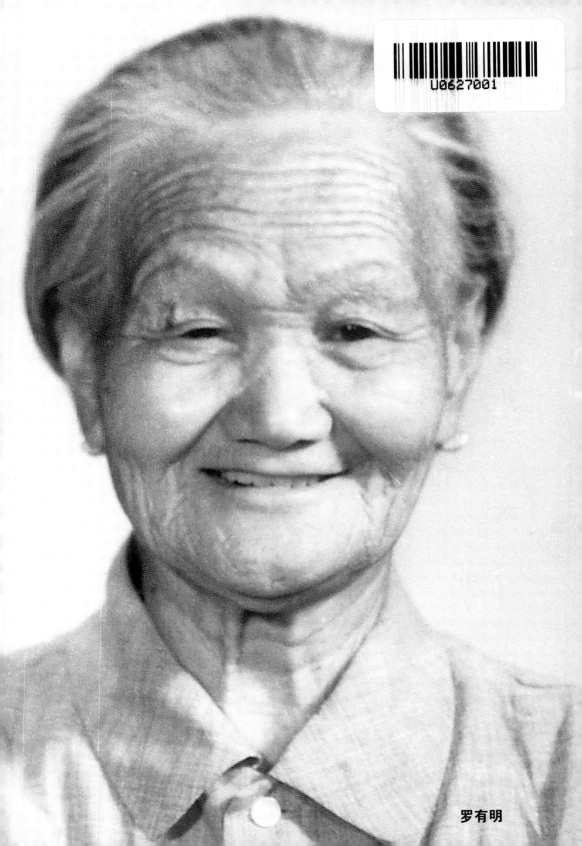

U0627001

罗有明

现代骨伤流派名家丛书

双桥正骨老太罗有明

编　著　罗有明　罗金殿

整　理　罗素霞　罗素兰　罗　伟
　　　　罗　勇

主　审　丁继华

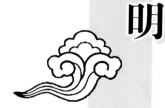

人民卫生出版社

图书在版编目（CIP）数据

双桥正骨老太罗有明/罗有明等编著. —北京：人民卫生出版社，2008.7

ISBN 978-7-117-10028-1

Ⅰ. 双… Ⅱ. 罗… Ⅲ. 罗有明–正骨疗法–经验

Ⅳ. R274.2

中国版本图书馆CIP数据核字（2008）第035282号

| 门户网：www.pmph.com | 出版物查询、网上书店 |
| 卫人网：www.ipmph.com | 护士、医师、药师、中医师、卫生资格考试培训 |

版权所有，侵权必究！

双桥正骨老太罗有明

编　　著：罗有明　罗金殿

出版发行：人民卫生出版社（中继线 010-59780011）

地　　址：北京市朝阳区潘家园南里 19 号

邮　　编：100021

E - mail：pmph @ pmph.com

购书热线：010-67605754　010-65264830
　　　　　010-59787586　010-59787592

印　　刷：三河市博文印刷有限公司

经　　销：新华书店

开　　本：705×1000　1/16　印张：8.75　插页：2

字　　数：126 千字

版　　次：2008 年 7 月第 1 版　2024 年 4 月第 1 版第28次印刷

标准书号：ISBN 978-7-117-10028-1/R·10029

定　　价：22.00元

打击盗版举报电话：010-59787491　E-mail：WQ @ pmph.com

（凡属印装质量问题请与本社销售中心联系退换）

罗有明简介

罗有明，清光绪三十年（1904—）出生于河南省夏邑县罗楼村。罗家是个中医正骨世家，算起来已有300年的历史，"罗氏正骨法"以手法轻、诊断准、见效快而远近闻名。

罗有明从小跟在三世单传的祖母罗门陈氏身边长大。她心地善良，聪明伶俐，刻苦好学，成为已有200多年历史的罗氏正骨第五代传人。她习医重于中医正骨（创伤科）和罗氏中医药。祖母卒后就继随堂伯父罗心柱习针灸方药，以期能以医术济世。罗有明1922年出阁嫁于王门，仍悬壶于夏邑。同年治愈被惊牛顶撞而阴部遭受严重创伤的一农妇，而使医名渐著。1949年2月，丈夫王治忠（陕北红军一方面军排长）在战斗中受伤住进野战医院252总后二分院，罗有明也因护理丈夫随军进驻华北通州北刘庄、引各庄一带。全国解放后随解放军二分院进驻北京东郊双桥池家窑，从此在双桥行医。因疗效明显，20世纪50年代就名扬京都，被患者誉为"双桥老太太"、"双桥老太太骨科"、"双桥老太太骨科圣手"等。

为落实周恩来总理生前"一定要把罗有明医术学到手"的指示，在邓小平、李先念等党和国家领导人关怀下，及卫生部的大力支持下，政府建成了非营利性的以个人名字命名的"罗有明中医骨伤科医院"，于1985年7月正式开诊。党和国家领导人十分重视这一祖国医学的瑰宝，周恩来总理生前曾指示卫生部门，要虚心学习罗有明正骨技术，系统总结她的实践经验。我国在1975年就曾举办三期学习班，向全国各地推广她的正骨技术。1977年又向国际同行推荐她治疗软组织的技术。几十年来共举办骨伤科学习班32期，全国30余省市及部队医院的医生参加培训班，国际10余个国家的医生慕名拜师学艺。

　　罗有明治学特点：一是上溯四代，中医世家，尊崇四部经典并神农本草，阐发精研于伤科；二是求实际不骛高远；三是祖国传统医学与现代科学技术相结合。其正骨法诊疗要诀讲究"天人相应"、"阴阳相合"。其正骨手法核心是"五言三十七字令"及 22 个触诊手法。其正骨手法特点是稳、准、轻、快，讲究三兼治，一法多用和多法共用。

　　罗有明医技传奇，治好了数以万计的骨伤患者，遐迩闻名。人民日报、光明日报、北京日报、中央电视台、北京电视台、河南电视台，以及海外电视台均有报道，在国内外享有很高的声誉。

丁　序

　　1983年卫生部中医司责成当时的中医研究院骨伤科研究所组织召开全国中医骨伤科名老中医座谈会，我就是在此会上有幸认识了传奇的"双桥老太太"。我在接任骨研所尚天裕所长的班时，知道骨研所的创建与双桥老太太有很深的因缘。周恩来总理很关注刚毕业的大学生冯天有能虚心向民间医生罗老太太学习，指示"把罗有名的技术传出去"，并责成卫生部要冯天有在中国中医研究院组办"全国骨关节损伤学习班"。因效果较好，结果满意。周总理批示李先念、纪登奎和陈永贵三位副总理亲自过问，终于在1977年创建了中医研究院骨伤科研究所。因此在未见面时我就对"双桥老太太"有份特殊的感情。

　　"双桥老太太"罗有明是罗氏伤科流派第五代传人，由于其医德高尚，医技精湛，在20世纪50年代就名扬京城，难怪周总理说："你很有名，就叫罗有名吧。"

　　1990年在北京举办第11届亚运会时，老太太年已八十有六，但仍被邀聘为大会的保健顾问，这说明她虽年高，但仍能动手，且徒子徒孙较多，保障各国运动员受伤时能得到及时和满意的治疗，因此说她对北京亚运会胜利举办是有贡献的。

　　老太太传奇的事迹很多，由于其徒子徒孙较为谦逊，未予放开书写。

　　今天罗氏子弟编撰了《双桥正骨老太罗有明》。这既是一本医书，也是一本史书。说是医书，我认为此书真实地反映出双桥老太太与其他骨伤流派不同的学术思想、正骨手法特点和临床经验，图文并茂，易于推广。说是史书，老太太从医近百年，历经三个朝代，更是新中国建国前后中医伤科发展史的参与者和见证者。

　　由于出版前能先睹此书，深感是一本值得推广的技术书，故为序。

丁继华

2007 年 6 月

前　言

罗氏正骨法，是古老杏林园中的一朵奇葩，也是现代中医领域中的一块瑰宝。因其手法独特，治愈了数以万计的骨伤疑难病人，深受国内外医患的欢迎和信任。《人民日报》、《光明日报》、《北京日报》、《大公报》、中央电视台、北京电视台、河南电视台、日本国NHK电视台等均对其做过报道。20世纪50年代就名扬京都，有"双桥老太太"、"骨科圣手"之美称以及众多的医技传奇，在国内外均享有很高声誉。

罗有明是"罗氏正骨法"的第五代传人，现家传已传至第六代、第七代。此外，罗氏的弟子还遍及国内外。目前他（她）们均在各自的工作岗位上把"罗氏正骨法"运用于临床治疗，均认为"罗有明正骨法"疗效满意，深受广大群众欢迎。为了发扬祖国传统医学，造福人类，我们编撰了《双桥正骨老太罗有明》一书，主要介绍了罗有明中医正骨法的渊源与特色、手法特点、手法要领及功用，总结了罗有明对颈椎病、软组织损伤、骨关节脱位性疾病、外伤性骨折等近60种骨伤科疾病的治疗经验，反映了其伤科专题研究和学术见解等，并附有病案评析、医话选录等内容，图文并茂。书末附有罗氏正骨传人简介。

本书着重介绍了罗氏独特的正骨法及有效的正骨经验，以期对热心于骨伤科事业的国内外同道有所帮助。

由于水平有限，书中错谬在所难免，殷切希望读者指正。

作者

2007 于北京

目　录

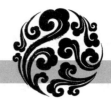

【第一章】
罗氏正骨渊源与特色

一、罗氏正骨渊源

（一）罗有明

罗有明老太太清光绪三十年（1904—）出生于河南省夏邑县的罗楼村。罗家是个中医正骨世家，算起来已有300年的历史，"罗氏正骨法"以手法轻、诊断准、见效快而远近闻名。

罗氏的正骨医术是祖传的，罗家乐善好施，救死扶伤，不求名利的高尚医德也同高超的医术一样，代代相传。

罗有明从小跟在三世单传的祖母罗门陈氏身边长大，她心地善良、聪明伶俐，刻苦好学。就这样破例提名使罗有明成为了已有200多年历史的罗氏正骨第五代传人。由于医德高尚，医术高明，又没有名字，所以"双桥老太太"就成了她的代号，很快传开。

一个人的名字多是家人后起的，惟独罗老太太的名字，是她用几十年的辛勤劳动所创造的奇迹换来的。她用毕生的心血与汗水浇铸出了一个"双桥老太太"的尊称和一位国家领导人亲口起的大名。且被人们誉为"正骨大师"、"杏林国手"、"接骨圣手"、"骨伤科圣手"、"仁心圣手"、"良医仁心"。是我国著名的中医骨伤科专家，北京朝阳罗有明中医骨伤科医院法人代表。

双桥老太太在给邓颖超大姐治腰伤时，因疗效迅速，当时在场的周总理深情地对她说"你很有名嘛，就叫有名吧"！然而罗老太太本性谦逊，随将"名"字改为"明"字，是为罗有明。自此，早已中外闻名的"双桥老太太"，才真正有了自己的名字。

罗氏习医，重于中医正骨（创伤科），罗氏中医药，家学渊源，已具根基。祖母卒后罗有明就继随堂伯父罗心柱习针灸方药，以期能以医术济世。1922年出阁嫁于王门，仍悬壶于夏邑。同年治愈被惊牛顶撞阴部遭受重创的一农妇，而使医名渐著。1949年2月，丈夫王治忠（陕北红军一方面军排长）因在战斗中受伤住进野战医院252总后二分院，罗有明因护理丈夫随军进驻华北通州北刘庄、引各庄一带。

解放后，1950年罗有明随军二分院进驻北京东郊双桥池家窑，至此在双桥行医。1956年在国家中医政策的号召下，调双桥农场卫生所任骨伤科医生，1957年调入双桥铁路北东柳门诊所骨伤科医生，同年出席河北省保定中医正骨学术经验交流研讨会。因此罗有明50年代就名扬京都，并有"双桥老太太骨科"、"双桥老太太骨科圣手"之称，为数以万计的骨伤患者治好了病，遐迩闻名。1966年随同全国总工会赴黑龙江、双鸭山、大庆油田等医院进行巡诊及学术交流。1968年调任双桥三间房卫生院骨科研究小组负责人并临床指导带徒。1968年北京市批转双桥罗氏赴湖北省武汉市、青山区一冶等医院进行巡诊及学术交流。至1984年，罗有明共举办骨伤科学习班32期，全国30余省市及部队医生参加了培训班，并指导了西学中人员。国际上有10余个国家的医生也慕名前来拜师学艺，突破了罗氏正骨医技不外传的家规。学员们返回用于临床诊治，均认为疗效满意。期间新影拍摄了罗氏《华佗再世》一部影片，效果很好。

罗有明1980年被评选为北京市朝阳区第七届人大代表，并出席了会议。为落实周恩来总理生前"一定要把罗有明医术学到手"的指示，由原国家主席邓小平、李先念及卫生部亲自支持，政府建成了非营利性的惟一一家以个人名字命名的"罗有明中医骨伤科医院"，隶属于朝阳卫生局。1985年7月正式开诊时，国家卫生部、国家中医药管理局、北京军区、北京市政府首长以及各中医部门的领导均前来祝贺。北京朝阳区卫生局郑璜局长宣布罗有明任院长，罗金殿任业务副院长。至此，时年81岁的罗有明将医院的医疗业务、行政管理全部重担都放在她的继承人罗金殿肩上。罗氏医药、医技从以延续发扬，医名著基，济世于民，造福于人类。"罗氏正骨"延续至第六代、第七代，均以传统中药、中医正骨法治疗骨伤与骨关节软伤以及风湿性老年骨与关节病等，建立了中西医结合治疗病房，此外还成立了教研室。罗有明组织全家的第六代罗金殿、司桂珍和第七代罗素兰、罗伟、罗勇、罗素霞等从医人员编著了《罗有明正骨法》、《罗氏中医正骨法》的中、英文版，方便了国际同行了解及学习中医。其中，中西医结合治疗骨病系列丛书《腰椎间盘脱出症》分册、《罗有明正骨法》的两部电教片，均以中、英、日三种文字出版发行。罗有明中医骨伤科医院近期研制了"化瘀止痛胶囊"、"风湿祛痛片"、"复方威灵仙祛痛膏"等剂型，患者对疗效极为满意。研制的2种中药外用汤剂、3种外用中药软膏等，形成了不可缺少的特色良药，对传播延续传统中医药学起到了积极的推动作用。

"罗氏正骨法"独特的正骨术、秘方、验方，受到了国家领导和政府的重视。60年代中期，国家领导人曾指令卫生部在全国范围内选调骨科医生骨干参加学习班，学习推广罗氏正骨经验。学习班先后举办了三期，由罗有明的徒弟冯天有医生授课，影响很大。学习班扩展了骨科治疗病症的方法，有力地推动了相关领域的研究和发展。国家还拨专款在中医研究院创办了骨伤科研究所。选调人员有尚天裕、沈志祥、倪文才、蒋位庄、张长江等多位专家、教授，由尚天裕、冯天有任正副所长，用现代医学总结其经验，并推广应用。

罗有明大夫是现代北京市中医药发展史上的参与者和见证人，又系北京市名老中医学术继承工作的指导老师，其弟子遍及海内外。罗有明工作一贯认真负责，以其丰富的临床经验，为数以万计的骨伤病人治好了病，使许多疑难病症得到了正确有效的治疗，取得了很好的社会效益。因此，《人民日报》、《光明日报》、《北京日报》、中央电视台、北京电视台、河南电视台、日本国NHK电视台等均对其作过报道，在国内外享有很高的声誉。

罗有明从小习医，18岁独立行医，为人正直，开明爽朗，诲人不倦，日勤于医疗，无休闲日。授徒教学，因材施教，严求学生德艺双修，深受广大医、患者的尊敬。至2002年7月15日，因身体条件才退居二线。经过近一个世纪、三个朝代的医学生涯，从无考虑个人得失。罗氏正骨法系为民需之举，均适应了历代的需要而延续至今，其高尚的医风医德，人们感慨万千，患者继以向往求医。

罗有明中医骨伤科医院从1985年至2000年接待十几个国家医学代表团的任务，并派罗金殿参加我国医学代表团赴俄罗斯、美国、香港等地回访考察及进行学术交流，其特色中医骨伤科学受到了广泛欢迎。

（二）治学特点

1. 上溯四代，中医世家，尊崇四部经典并神农本草，阐发精研于伤科。罗氏学习研究中医，遵从祖母陈氏及堂伯之教，以正骨法、中药为主，所得甚深。世纪以来，不泥古，以伤科等奥旨，细研并有效指导临床实际。

2. 求实际不骛高远。罗氏强调学医必须理论联系实际，注重辨证与有效药物相结合，方能遇病即效，心旷神怡。

3. 祖国传统医学必须与现代科学技术相结合。罗氏在医疗生涯中，无论是检测、临床治疗、药研制品、方药等医教研，均注重参研时代科技发展而融会，并深究医理循序渐进之途。

（三）学术思想与成就

罗氏中医正骨法因有很高的疗效而自成流派。罗氏受祖母陈氏学于伤科研究数十年，临证中细加校勘，融会现代医学见解，发展特色医技，成就较著。

罗氏正骨法有继承有发展，重点在发展。罗氏说：特色伤科（正骨法）在临床运用中，要融会娴熟的基本诊断手法、治疗手法要领及功用，要配合稳、准、轻、快和两轻一重、三定点的技法。其中细则参阅正骨经验。

（四）罗氏正骨传承脉络

罗氏正骨法的初创年代现在已经无处查证。因社会动乱，几经劫难，罗氏家谱遗散殆尽。参考地方志资料，仅知罗氏祖上长期行医江西一带，于骨科方面颇有建树。据资料记载，明崇祯年间遭兵乱，罗氏祖先公，由罗寨徙豫东夏邑县城南定居，取名罗楼，在此繁衍生息。在查询了相关资料后，我们大致可以推断出，"罗氏正骨法"应该是罗氏祖上在长时间的行医过程中，对传统中医正骨疗法有了较为深刻的心得体会，并结合自身临床实践，经过提炼、升华和创新后于18世纪初，大约是康熙年间正式成形并得到世人认可。

"罗氏正骨法"第一代和第二代传人的生卒年代已经无据可考。罗有明的祖母，即教授罗有明正骨医术的罗门陈氏（卒于1919年）是"罗氏正骨法"第三代传人之一。罗有明的父亲罗天绪（卒于1947年）是第四代传人之一，其虽修习疑难杂症，但未专攻正骨科。

罗有明是"罗氏正骨法"的第五代传人，也是这一代的惟一传人。罗有明膝下无子嗣，将六个月丧母的大侄子罗金殿收为儿子。

罗有明自19世纪40年代起，将"罗氏正骨法"传于她的第六代传人罗金殿和司桂珍。罗有明一家人在此之后，其第七代即罗金殿的子女们，除掌握祖传正骨法的特色外，他（她）们又经过高等医学院校的深造，使现代科技内容融入到罗氏正骨法中。第七代传承人员有：罗素兰、罗伟、罗勇、罗素霞，后继不乏其人。同时罗有明对罗家的侄子罗金印、罗金官等也传授了"罗氏正骨法"，因此他们两家也各有了传承。"罗氏正骨法"的传人众多，传承良好。罗氏家族未学正骨之术的人员，不再一一叙述。

二、罗氏正骨特色

（一）罗氏正骨秘诀

传统的中医正骨，是我国医学宝库中的重要组成部分，是一整套关于人体骨骼肌、关节肌筋损伤的"外因内在学"。在我国古人还没有吸收欧美的医术之前，中医正骨就对人体的肢体、骨骼、骨关节和人体软组织的损伤治疗积累了丰富的经验。

罗氏中医正骨将诊断、论证、治疗和接骨手法的分类、用药、固定、愈合时间、锻炼等一整套的外因内在学综合在一起，是人体筋骨、神经、肌，骨与生命的各种论点的结合。俗话说"骨不健，人自衰也"。筋骨是人体的重要组成部分，人的寿命和健康都离不开筋骨的强健。

罗有明正骨法，是祖国医学外治法中的一类，是罗氏家族世代相传从事临床工作的经验总结。近年来，在继承手法的基础上，他们还探索出一套治疗脊柱病、骨质增生症等病症的治疗方法，并对此有了新的认识。罗氏手法，一旦临证，辨证用法，法之轻重缓急，刚柔相济，一直贯穿在整个治疗过程中。它手法独特精练，动作纯熟敏捷，每一个手法都有针对性，主要的治疗手法与辅助手法配伍恰当，基本上无剧痛的感觉，待患者有疼痛感时，整复手法已完成。因此，深受广大患者的欢迎。

罗氏正骨法在对病人的诊断、治疗的一系列过程中处处体现出自身的独到之处和我国传统中医的特色优势，概略归纳为以下方面：

1. 讲究手法对症使用　根据患者不同的身体条件、年龄阶段等具体情况，分别采用不同的适宜手法，对于不同的病症也有各自相配伍的治疗方法。在治疗过程中，必须要"借病人之力，用病人之实"，这样治疗起来就会得心应手。手法轻而有力、重而柔之，使病人的生理功能快速恢复，少受痛苦。

2. "五言三十七字令"和22个触诊手法　罗氏正骨法"五言三十七字令"及22个触诊手法，是罗氏正骨法的核心。手法检查、手法诊断、手法治疗。在一法多用，多法共用的巧妙配伍情况下，根据病人的恢复情况及时复诊，逐步改变手法以适应病症的变化。在手法治疗的同时，辅以汤药，内外兼施，既要除标，也要治本。这样多管齐下，才能使患者治愈，免除病痛折磨。

3. 正骨法诊疗要诀　罗氏正骨法诊疗要诀，讲究"天人相应"、"阴阳相合"。《素问·四时调神大论》中论述了人体相对平衡性的自然法则，指出疾病发生的根本原因是在于患者阴阳失调，我国传统中医对于人体生理的认识，正是根据这些规律和法则，运用到人体生理学上的。罗氏正骨法非常注重四季之间如何养身健骨，对于不同年龄段的患者，如何以恰当的时机治疗，罗氏正骨法都有自己的独到见解，并且在临床实践过程中得到了充分的验证。

4. 使用基本手法时，要结合手法治疗三要素、正骨法则五要素、三兼治、三定点诊疗法、治疗线等，并结合有效药物　罗氏正骨法的历代传人不断地丰富、改进、完善自身的正骨技术，并加以研究总结，得到了独到的见解，形成了流派。

5. 指针点穴法　指针点穴是罗氏家族所掌握的、独有的一项正骨绝活。使用指针点穴法是按照人体部位的伤情，用手指取穴、点穴，通过点、按、压等手法冲刺穴位和经络、经脉路线，达到酸、胀、麻或传热感的效果。这种手法不但可以缓解病情，还可治伤医病。由于长年为病患治疗，罗有明老人的手指骨骼已经严重变形，指节粗大、长满寿斑。这双手已经成了老人的"眼睛"。她只要用手在患部触摸，通过患部的寒热、传导、畸形程度，马上就能判断出是骨折、骨碎还是脱臼、挪位，从软组织的细微变化中查出病情的来龙去脉，一边查病情，一边施展正骨法，使患者在全然不觉中就完成了治疗，所谓"法之所至，患者不知其苦"。

6. 罗有明正骨法主要特点　"罗氏正骨法"的主要特点是：手法诊断与手法治疗。在对骨折、骨关节脱臼、颈椎综合征、椎间盘脱出、软组织损伤、老年性骨病、骨质增生、多种腰腿疼病的治疗上，显效快、治愈率高。在没有任何仪器的帮助下，通过手的触诊检查，进行治疗。其手法具有稳、准、轻、快的特点。这不但适合于战场、自然灾害的救护及应急抢救，也适合于慢性病和软伤的有效诊疗。

（1）稳：骨伤科的患者，多以跌仆闪挫、撞击、压砸、车祸等原因前来就诊。此时此刻，患者痛苦不堪，家属焦急万分，但对于医生来说，需保持清醒的头脑，通过必要的检查，迅速判断损伤程度、性质与部位，以及对选用哪一种治疗方法、医生助手如何配合、整复后如何固定等内容的全面考虑，以便采取一系列的治疗与抢救措施。诊断明确后，则"机触于外，巧生于内，手随心转，法从手出"。操作时沉着细致，稳而灵活。稳柔而有力，稳透而不僵，而无需在某一部位长时间地反复地重复一个手法。只有这样，才能保证治疗效果，避免不良反应。

（2）准：人体是一个有机的整体，中医学既强调人体内脏与体表各部组织器官的协调统一性，也重视人体与外界环境的统一性。病人述说病情，总带有局限性，或只能表达出部分与疾病有关的症状，而不可能为医生提供全面的病情。一种疾病的正确诊断，来源于各项必要的检查。透过一些疾病的表面现象，从整体出发，去粗取精，并顾及到局部病变与其他部位的影响，进行仔细、全面地分析，才能作出准确的判断，掌握治疗的主动权。在临床应用中，藉触诊时的手感来选择手法，综合运用。操作力度则根据患病部位、手法性质，以及从治疗开始到结束的变化而决定轻重缓急；操作方向则是顺应正常解剖位置、形态，循序渐进，准确无误；操作时间，则根据所选择的几种治疗手法、损伤的部位与程度、损伤性质、治疗范围的大小，长短适宜。这些都是在一个"准"字的指导下进行的，应用自如，便可收到预期的疗效。

（3）轻：《医宗金鉴·正骨心法要旨》中说："伤有轻重，而手法各有所宜，其痊可迟速，遗留残疾与否，皆关于手法之所施得宜。"轻—重—轻的治疗顺序，一是根据病情的需要，轻重适度，该用轻手法的时候，不应用重手法；二是在治疗过程中，无论病情轻重，治疗开始轻，以消除患者的紧张情绪，使患者能够与施法者密切配合，还可避免浅层组织损伤的诊断遗漏。治疗中，按照患部的深浅程度与移位程度，适当的重，但重而不滞，重中有巧，以巧力代重力；治疗后期轻，以疏通经络气血，轻而不浮，轻重适当。

（4）快：指的是手法纯熟，灵活，轻巧，手法配伍辨证加减得心应手，迅速敏捷，使患者不受痛苦或少受痛苦。尽量达到"法施骤然人不知，患者知痛骨已拢"的要求。

（5）三兼治：当骨的连续性遭到破坏后，肢体因失去杠杆和支柱的作用而导致功能障碍，与此同时，周围组织的肿胀、瘀血随之而来。"骨为干，脉为营，筋为刚，肉为墙。"这就是说，骨折后出现的气血运行不利，肌肉的稳定因素失调，同样也可以引起功能障碍。它们之间相互联系，相互制约。因此，在治疗前，必要的分理顺筋手法是不可少的。它可使气血运行通畅，瘀血尽快地被吸收消散，还可以减轻在整复时患者因疼痛而产生的局部保护性反应，从而保证手法治疗的顺利进行。由于肌肉主动收缩力的存在，可让整复对位后的骨折再度移位，也可因肌肉的保护作用使复位后的骨折变得更加稳固。正骨、正筋、正肌肉是一套完善可行的手法。在治疗骨折的同时，兼顾到气血、肌肉、筋腱关节的治疗。三项同步进行，缩短了骨折的愈合期，避免了后遗症的发生，并可促使功能的恢复。

（6）一法多用，多法共用：正常机体损伤后，鉴于损伤机制、身体素质、损伤部位与程度，可以出现各式各样的临床表现。在治疗阶段，固定的手法模式是不能达到理想疗效的。首先，医生应对伤病、诊断所取得的资料加以综合、分析、辨别，才能有正确的选择。一种方法，能在多种病症中应用，法同病异疗效同。如骨折、脱位、软组织损伤、慢性病等症，都是以推法为基础，再辅以其他手法配合。而推法又可分为指偏侧推、指腹推、掌根部推、八字分推、直推、斜推等术式，这些都是根据其生理功能与解剖特点所决定的。再如腰椎间盘脱出症，则可辨证选用扳、压、旋、推、点、按的多种手法。随着症状的变化而变换手法治疗，可以收到事半功倍的疗效。

罗有明正骨法，表面上看起来很简单，易于掌握，但经临床实践证明，这种认识是片面的，它的手法技巧是很深奥的。它以手扪之，自悉其情，知其体相，识其部位，可认识 X 光片反映不出来的疾患，如肌肉、肌腱、韧带、关节软骨等损伤以及皮肤的寒热温凉。而这些病症，同样会给病人带来痛苦，或是影响部分功能，甚则出现后遗症。这些，全凭着一双灵敏的手去感觉、去诊断、去治疗，方法既简单、方便，疗效又好。

（二）罗氏正骨秘方、验方

罗氏家族在长久以来的临床实践过程中，对于治疗手法和使用的方药一直进行着不断的改进、完善和创新，依靠几代人的智慧，自创了许多有神奇疗效的秘方、验方。这些方剂几十年来在院内已用于临床治疗，患者满意、疗效佳。其中一部分有典型代表意义的验方名称及其功效介绍如下：

1. 化瘀止痛胶囊 活血化瘀，强筋骨，接骨续筋，促进肌生长等跌打损伤病症，气滞血瘀征。

2. 风湿祛痛片 治疗痹证、类风湿关节炎，效佳。

3. 灵仙祛痛膏 治疗跌打损伤、痹病、颈肩腰腿痛、骨性关节炎等引起的一切疼痛，舒筋活络、消肿止痛，效果奇佳。

4. 外敷药 本类药能消炎止痛活血化瘀，同时有效促进肌肉生长，主要用于闭合性骨伤病症，跌打损伤，骨关节炎。如：外用1、4号汤剂，外用1、2、3号软膏等，已是我院临床治疗不可缺的特色良药。

中医讲求的"攻补兼施，实则泻之，虚则补之"的辨证施治的概念，也是罗氏中医家族所尊崇的医道思想。这些特色良药有的是依据临床实践中所获得的经验研制成的，无任何毒副作用的简便有效的内、外用药方剂。在众多的临床病例中，这些看似平凡的中草药，一次又一次的书写了治愈骨伤科疑难重症奇迹，得到了广大患者的欢迎和信任。

中国中医药学有数千年的悠久历史，它是中国人民长期以来与疾病作斗争的智慧结晶，是我们优秀民族文化遗产中的一颗璀璨明珠。千百年来，中国中医药学为中华民族的繁衍昌盛和促进世界医学的发展做出了卓越的贡献。罗氏中医家族，沿着中华中医药学理论为基石的脉略不断研究、发展、总结、升华、提高，在循序渐进着。

第二章

正 骨 经 验

"罗氏正骨法"三百年来的光辉史，均适应了历代的需要而延续发展至今。

一、罗有明正骨手法特点

罗氏正骨经验证明，无论是骨折、骨关节脱臼或软组织损伤，在诊疗整复时，都要掌握稳、准、轻、快和两轻一重、三定点的手法。稳，就是要求正确进行检查，以识别损伤的类型、程度，以及有否合并症的发生，以免误诊。准，是在稳的基础上对症治疗或辨证施治。轻和快，是用巧妙熟练的手法调整人体各种伤患生理功能的不平衡因素，诊断要准，治疗要稳。

两轻一重手法，就是开始要轻，但重也不是强行，而是在一两次轻度手法达不到治疗目的时，再采取重一些的手法。两轻一重手法能解除患者恐惧和疑虑心情，有利于配合医生的治疗。因此，只要在稳、准、轻、快诊疗手法的基础上，继以循环用之，就可达到患者痛苦小，治疗效果好的目的。

（一）诊疗要诀

凡正骨者必察其行，询其源，触其位，闻其声，施其法，观其志意与其疾能，方可疗以筋骨之患。言正骨不可治者，未得其术也。恶于正骨者，不可与言至德之巧。伤不许治者，伤必不治，治之功则微矣。

以上是讲在用手法之前，必须先看看损伤部位的轻重，有否畸形，问问病人的损伤原因。用手轻轻触摸检查损伤的情况，用耳听或用指力的敏感度觉察筋、骨、肌肉损伤的声音，并观察病人的精神状况及疾病的症状，才可对症治疗。说正骨手法捏捏不能治愈重症、久病的人，是没有掌握正骨手法的要领和医术；对于不相信正骨手法的人，就不要和他们讲医学道理和轻而巧妙的治疗手法；对于不听从治疗的病人，他的病就不一定能治好；勉强给病人治疗，也不能得到预期的疗效。

（二）五言三十七字令

摸接端提拉，扳拨按摩压。

顶挤蹬揉捏，松懈点穴"法"。

捧拢复贴"用"，旋转"与"推拿。

摇摆挂牵引，分离扣击打。

"诊疗则选手"，"患者幸福家"。

以上去掉带引号的字，共三十七个基本手法，是罗氏正骨法的核心，在诊疗中，只有根据不同病情，灵活掌握和运用这些手法，在一法多用，多法共用和继以循环用之，才能获得好的疗效。

（三）手法治疗三要素

三要素是：力点、量、角度。

手法治愈率高的因素即是：力点、量和角度上的融汇。此三要素用5个字组成，很好记忆。但在临床运作上，就不是容易掌握了。尤其是在三者之间关系上的不匹配，很容易造成手法治疗运作的不成功。掌握不好三要素要领，更谈不上"五言三十七字令"及"正骨法则五要素"正确的运用。在以往的临床治疗上都曾发现过此问题。有的三个月、半年才能掌握手法治疗三要素及它们之间的关系。能熟练运用的要领，在临床治疗上疗效是极为满意的。

如，在治疗腰椎间盘脱出症"侧扳法"的运用上，手法成功与否，取决于力点、角度、量的准确性。当在运用侧扳法时，医患者的体位改变时，同时需随时矫正三者之间的关系。即：力点不变，角度和量要随医生、患者的体位改变而改变，此法随时保持了力点、角度、量的准确性。正确掌握了要领，才能达到预期的疗效。此手法治疗三要素，亦是罗氏正骨法特点之一。特此一叙，切勿忽视。

（四）正骨法则五要素

"断而续则固，固而须则适，绀而须则祛，僵而须则软，节不利而活之。"

注解：

断而续则固——当人体骨骼骨折后，用正骨法闭合性对接。对接好后，需要包扎外固定和配用强筋骨的药。

固而须则适——包扎固定的松紧度要适宜，达到规定标准，以利血运正常及骨痂的预期生成。

绀而须则祛——骨折后，软组织及细小血管的破坏，易产生瘀血滞流，肿胀痛。绀——伤部及周围组织瘀血，视之黑里透红。因此，需要用活血的药物。如：加红花、当归、血竭、桂枝、桃仁等之类的药物。适当期配合活血手法治疗。药物及配合手法共用治疗，即能达到预期疗效。

僵而须则软——久病，骨与关节、肌肉、肌腱、韧带有僵硬者，除用松解手法治疗外，还需加软坚之类药物。如：海藻、地龙、昆布、白蔹、豆根等配伍选用。患者自主运动和被动运动、药用，三者共用疗效佳。

节不利而活之——骨关节、邻近关节损伤，在恢复期，当关节活动受限、韧带无力时，除用手法辅助关节恢复功能外，宜加远志、杜仲、续断、白及、五加皮、鱼鳔胶粉等类的强力药物，疗效甚佳。

（五）三兼治

正骨：矫正断骨、错位合拢还原位。

正筋：拨正或复贴游离、浮起、扭转、出槽的筋腱。

正肌肉：并拢损伤后分离、肿胀浮起的肌肉。

三兼治，在治疗上完善了手法的作用。在三者之间的关系上，如还纳组织的归位，对愈后确保功能，创造了有利条件，同时也改变了只管骨折，不顾软组织功能障碍的缺欠。三者同时治疗，能缩短愈合日期和避免后遗症的发生。

（六）两轻一重法

一轻：即手法诊断要轻，运用手法治疗时，开始要轻。

一重：是在轻度手法治疗适应的基础上，逐步加重一些手法，一直到缓慢加重达到手法治疗目的为度，而不是强行。

二轻：在达到手法治疗目的后，再用轻度手法松解，以恢复周围组织受累、疲劳等现象。手法后患部即感轻松、舒适。

此法能避免患者精神紧张、患部及周围组织紧张，是解决复位难的有利措施。

（七）三定点诊疗法

三定点是罗氏正骨诊疗手法之一。三定点是基本定点，临床可根据损伤部位的不同，采取多点。此法既可贯穿在某些治疗手法之中，又可在诊断时用，还可做复诊时检查，因此称其为三功法。由于三定点法易理解，故以此为名。例如，桡骨远端骨折用此法时，既可固定骨折外，也可在治疗手法和检查对位后的复位情况下用，稳妥可靠。

（八）治疗线

1. 腿痛治疗线　以往的临床实践证明，腰骶部有 6 个压痛点：①腰 4、5 椎旁；②腰骶髂处；③骨边；④秩边；⑤环跳；⑥坐骨部。这 6 个疼痛点，可由于脊柱软组织损伤、瘀血肿胀、轻度骨折、骨瘤、结核、风湿性脊柱强直、骨质增生、软组织钙化、腰椎间盘脱出症、梨状肌损伤、脊神经根炎、黄韧带增厚等，而反映在不同部位。

为了缓解各种疾病引起的腰腿痛，在腰 4、5 椎以上发病时，点压或掌根顺压：①腰俞；②环跳；③风市；④委中；⑤阳陵泉；⑥昆仑。在腰、骶以下发病治疗时，拇指点压或掌根顺压：①秩边；②坐骨部；③委中；④昆仑。中强度。

2. 颈椎综合征治疗线：对颈椎综合征引起的颈椎侧弯，后凸畸形、头晕、头痛、头皮松软、视力模糊、视物双影、耳鸣、多梦、失眠、眩晕等，除在颈椎部施矫形手法外，还可点穴、印堂、太阳、百会、风池、安眠、和双手指腹点压运动区，然后松解颈部和肩背部，活动双肩。这样能使眼睛明亮，双影消失，头部及颈肩背部轻松。除风池、安眠强度点压 2 次/秒外，其余均中度点压。

（九）手法作用四则

手法作用四则：一感、二松、三通、四轻。

感：指感觉。指疼痛或酸、麻、木、胀等。

松：指疏松。指手指松解，治疗后，疼痛挛缩而紧张的组织得到了松解。

通：指畅通。指损伤后的结缔组织被整复、松解后，气血、经络畅通无阻。

轻：指轻松愉快病则除。

感、松、通、轻四个字表明了罗氏正骨手法的诊疗作用。

罗有明正骨治疗原则包括：①手法整复；②包扎固定；③正骨用药；④功能锻炼。

（十）正骨用药

1. 仔细对症辨证下药。

2. 先治软组织红肿，而后治骨折。

3. 后期应兼治外邪（风、热、湿、燥、寒）。

4. 骨折邻近关节慎用接骨药。

5. 根据伤病情，加减用药。

6. 在使用破积散瘀药时，应注意患者的年龄、性别、体质，以免过量。

（1）对症下药；

（2）为促使骨痂早日形成，可根据伤情酌量增加钙质或胶质药。如螃蟹骨、龙骨、白及、土鳖虫、鱼鳔胶等。但要在局部肿消瘀散后，才可使用；

（3）韧带损伤者，先散瘀消肿，如有僵硬现象，可用海藻、地龙、昆布、南星、白蔹、豆根等软坚药；

（4）关节积液，加木通、云苓、蓖麻叶等利水药；

（5）韧带无力，加远志、甘草、杜仲、续断、白及、五加皮、鱼鳔胶粉、紫河车等强力药；

（6）一般软组织损伤用续断、木香、土鳖虫、川芎、黄芪等，而不宜用含有钙质的药物；

（7）陈旧性损伤，往往易为风湿所侵，宜加羌活、独活、海风藤、老鹳草等。

二、罗有明正骨手法要领及功用

（一）触诊手法要领及功用

1. 摸法　手摸心会。古人用于诊断，为施用手法前的必要步骤。就是先用手触摸伤处，触摸时先轻后重，由浅及深，从远到近，两头相对，以了解是软组织损伤，还是骨折，达到"知其体相，识其部位，一旦临证，机触于外，巧生于内，手随心转，法从手出"的目的。

2. 单拇指触诊法　用一手拇指腹桡侧，在患处触摸肌肉、韧带与纤维组织等，沿脊柱的纵轴方向垂直、顺序依次左右分拨、摸、按。检查有无软组织损伤及解剖位置的异常，通过单拇指的触摸，进而辨明是软组织损伤，还是骨折或脱位。

3. 双拇指触诊法　双拇指微屈，拇指轻度背伸外展呈八字式，用双拇指腹的桡侧在患处触摸纤维、肌肉、韧带，沿脊柱方向垂直按顺序依次左右分拨，检查有无纤维剥离、变硬挛缩、弹性变差，以及棘突位置、棘间隙大小的异常变化等。通过指腹下的各种各样的感觉，来确定损伤的情况。脊柱检查法，检查时患者端坐在方凳上，向前弯腰35°左右。

4. 三指触诊法　多用于脊柱。中指架在脊柱棘突上，食指、无名指分别放在棘突旁，沿脊柱滑下，以检查生理曲线消失、反张、成角、侧弯、后凸内陷畸形及棘上韧带剥离、棘突偏歪等异常体征。

5. 中指、无名指触诊法　用中指、无名指，沿肌肉、肌腱走行点触及滑行，检查肌肉及筋损伤变异情况。如对肩胛骨内沿、脊柱旁的检查，是根据骨骼的形态而采用的触诊手法。

6. 立指检查法　用拇指立起之顶端，触摸脊柱两侧及手、足部位的损伤情况。

7. 全指掌触诊法　用单手或双手及两手交替沿肢体及躯干滑行触摸，检查伤部有否异常变化。例如四肢伤患处，常用单手或双手全指掌微握力，自上而下的滑行，检查软组织损伤及骨折情况。

8. 指掌背部触诊法　用指掌背部触摸损伤局部及周围，可清楚的辨别温、热、凉等感觉，进而帮助诊断。

9. 挤压法　用于挤压患处上下、左右、前后。如发生挤压痛表示有损伤。例如，用手掌挤压胸部引起肋骨疼痛，表示有肋骨伤。用手掌挤压髂骨棘引起挤压痛，表示骨盆骨折。此法有助于鉴别是伤筋，还是骨折。在下肢骨折治疗后期，医者用手抵住患肢之足底，令患者先屈膝，再用力向下蹬腿，医者随即向上施以对抗力，观察病人是否有酸痛感，以辨别其愈合的程度。

10. 叩击法　叩击法是利用冲击力来辨明有无骨伤的一种方法。如下肢损伤时，叩击足跟。脊柱损伤时，叩击头顶。肱骨损伤时，叩击肘部。若发现疼痛之处与局部压痛相吻合，则证明骨折断端即在此处，如有压痛，而无叩击痛，则可能是伤筋。

11. 旋转法　用手握住伤肢下端，轻轻旋转，做外展、内收，外旋、内旋，提上按压等活动，以观察关节有无活动障碍。旋转法常与屈伸法配合应用。

12. 屈伸法　用手握住伤部邻近的关节，做伸屈动作，并将屈伸的度数、作为测量关节活动及功能的依据。旋转、屈伸时，需与患者健侧主动的屈伸与旋转活动进行对比。

13. 扳压触诊法　即用双手检查颈椎，一手扶扳患者头顶部，另一手拇指置于有阳性反应的棘突旁，扶头部的手徐徐向侧后扳头，置于棘突旁之拇指稍给微小压力。

检查腰椎时，一手拉患之肩，向侧后方向扳拉，同时置于患者棘突的另一手拇指，轻轻给予压力。

14. 拇指、食指二指检查法　用拇指、食指置于患部，从上到下，从左到右，从里到外，进行触摸。主要用于四肢及手足骨骼及伤筋情况的检查。锁骨、肋骨的检查，也多用拇指、食指检查。

15. 触摸疼痛　根据压痛的部位、范围、轻重程度，来鉴别是骨伤还是筋伤。有尖锐物的压痛部位，表示有骨折。压痛面积大，疼痛较轻，表示为软组织损伤。触摸畸形疼痛范围大，表示斜形骨折或粉碎性骨折。

16. 摸畸形　触摸患部畸形、突起或下陷，可以判断骨折或脱位的性质、位置、移位的方向及重叠、成角、扭旋等情况。如横断骨折移位时，突起下陷明显。如突起下陷不在水平线上，多为斜形骨折。在脊柱如能触摸到有高起、下陷之棘突，又有外伤史，多为脊柱骨折。如无外伤史，有长期低热，触之有突起棘突，可能是结核所致、应查他项。如在骨干触之有突起，又无外伤史，多为骨疣、骨囊肿等。在腕、肘、膝、踝、指、趾部位多为骨炎、腱鞘囊肿等。在诊断一束肌肉或几束肌肉、肌腱断裂时，由于断端肌筋的回缩，触诊时两断端肌筋比中间断裂处突起，突起部压痛较敏感。

17. 触摸中断　用手触摸骨干，若指腹下有骨干不衔接感，应怀疑骨折。沿肌筋走行触摸，指下有中断感，则为肌筋撕裂。这种骨、肌、筋的断裂伤，为挤压、暴力所致。

18. 触摸棱骨　用手触之指下有棱脊的感觉，如斜形。螺旋形骨折未穿破皮肤，均能触到折断棱脊。正常骨也能触及到棱脊，如胫骨等，应注意鉴别。

19. 触摸尖突　用于摸触之处有尖突感，如斜形、粉碎性骨折将要穿破皮肤的骨茬，很容易触到尖突之物。

20. 摸异常活动　用于触摸正常骨干时，不在关节部位而出现假关节的异常活动，标志着骨折部位。另外，由于肢体某部发生骨折，肢体也就不可能出现正常功能活动。

21. 触摸骨擦音　用于触摸伤处发出的骨质摩擦的声音，统称骨擦音。另外，还有触摸患部时传导到医者之手的声音。这些均为医生诊断不同类型的骨折提供了第一手资料。

22. 三定点检查法　用拇、食、中三指，分别置于骨折部位，呈等腰三角形定点，或不等边三角形定点，均能触摸到骨折及骨关节脱位的情况。骨折及骨关节脱位整复后，同样用三定点检查法，检查复位后的情况，比较准确可靠。三定点检查法适用于桡骨远端骨折，指、趾骨折及脱位，以及胫、双踝、锁骨骨折等部位。

三定点检查法，是用三指分别置于骨折及脱位的三个不同点，以触知上下、左右骨折的性质及脱出的方向，这是罗有明正骨手法特点之一。

（二）诊断方法要领及功用

诊断是治疗疾病的首要任务，只有明确诊断，才能确定正确的治疗方针、措施。罗氏正骨的诊断方法是，望、闻、问、摸。随着医学科学的迅速发展，借助 X 线检查或更高级的检查手段也很必要，可使诊断更加准确。

望、闻、问、摸四诊的运用，都有其一定的特点，现分别将四诊的特点介绍于下：

1. 望诊　望诊是医生对病人进行观察。如观察患者的表情、健康状况、姿态，以及性别、大概年龄等，就叫望诊。

望诊不仅与进一步的检查有关，更主要的是与能否立刻施行手法、使用药物，以及迅速急救等有密切关系。

望诊可以初步确定患者受伤的部位、类型和损伤的程度。但对症状较重或病情急者必须迅速处理。

望诊的步骤如下：

（1）望表情：观察表情和健康情况与辨别受伤的轻重有密切关系。重伤者，若有休克症状，则脸色青紫，口唇苍白，脉搏微弱，呼吸减慢，四肢发凉。这时必须采取一切急救措施，立即进行抢救。但有些患者，是由于剧痛或亲眼看到骨折或关节脱臼畸形时引起昏厥，对此必须严格观察，待全身情况稳定后，再处理骨伤。

有的患者，比较敏感，虽伤的不重，但精神极为痛苦、紧张，甚至哭喊，烦躁不安。也有的患者受伤很重，但忍受能力很强，表情并不十分痛苦。对这两种患者，要很好区别，正确处理。

身体不好者，如慢性心脏病、高血压、低血压、严重贫血等，均易引起休克。休克未恢复时，不能乱用手法，必须等患者全身情况好转后，再作进一步的检查和手法治疗。

（2）望性别和年龄：由于性别、年龄不同，就有不同的生理解剖特征，因此性别、年龄在诊断中也很重要。例如，年老者股骨颈易发生骨折，小孩及青年人则少见。又如小孩上尺桡关节由于牵动力的作用，容易引起桡骨头半脱位，老人则少见。

（3）望体质：体质有虚实之分，体虚者，面色萎黄，精神不振，倦怠懒言，肌肉消瘦。体实者，面色红润，情志多喜，乐于交谈，肌肉丰满，分外好动。施治时，应虚则补之，实则泻之。积极治疗局部损伤，则效果更佳。

（4）望形态：是医生望诊臆断的一部分，可以观察受伤的严重与否和内出血的程度，也可以看出受伤的部位、类别，以及骨折、脱位、软组织损伤等情况。伤部除有显著变形外，伤肢或局部还有各种特殊畸形。例如，骨折有重叠、成角移位时，伤肢则相应缩短。关节脱位若骨干有旋转，伤肢也随之发生翻转畸形。此外，还有多种类型的姿态和步态，这些都是内部损伤的外在表现。因此观察形态可初步推测损伤的性质和程度。

2. 闻诊　指闻气味或听骨折的骨擦音以及医生诊治时伤部传导触及医生指腹的感觉音，这也是诊断不可缺少的一环。

3. 问诊　问诊是诊断过程中不可缺少的一部分，它的范围比较广泛，包括问受伤的原因、现病史、既往病史、职业、籍贯、年龄等。做好问诊，对进一步摸诊和治疗有很大帮助。

问诊要有次序，注意避免重复和遗漏。要有条不紊的进行。如问颈部情况，就要把这部分问完后，再问其他部分。问时要注意分析患者所述病情的真伪。

问诊步骤如下：

①问籍贯：籍贯在骨科来说，并不十分重要，但由于地区、气候、环境不同，发病也有所不同。如居住在较寒冷或潮湿地区的人较易患风湿性关节痛，而在北方一些地区大骨节病则较多见。

②年龄：年龄和诊断的关系很重要。青少年肱骨髁上骨折或肱骨远端骨骺分离多见。学龄前儿童桡骨小头脱位较多见。轻微的外力对青壮年几乎不发生影响，但在老年人则易发生股骨颈骨折。

由于年龄的不同，治疗选用的方法、整复手法的力量、用药的剂量等也有所不同，所以不可忽视患者的年龄。

③问职业：职业和发病的情况也有关系，职业不同，所受到的创

伤部位及所患之病均有所不同。例如，重体力劳动者常易造成腰部扭伤，铁工、瓦工、木工则臂腕部易损伤。

④问受伤原因：原因很多，可粗略归纳为两大类：一是主观原因，二是客观原因。

⑤问现病史：现病史是指患者这次受伤或骨折的过程，时间的长短，是否经过治疗，疗效及诊断如何，以及患者的自觉症状（包括疼痛、麻木、食欲、大小便、睡眠）等。

⑥既往病史：既往病史是指患者过去患过什么病，如是否患过急性传染病、结核病、心脏病，肾脏病以及关节疾病等。

同时还可以询问其他家族病史，如父母的健康情况和有无慢性疾病。

4. 摸诊（指闭合性受伤部分）　摸诊，《医宗金鉴·正骨心法要旨》说："摸者用手细细摸其伤之处，或骨折、骨碎、骨歪、骨整、骨软、骨硬、……筋歪、筋断"等。

摸诊亦可称为触诊，就是医生用一手或双手对患者作较详细的局部或全身的检查，以确定是骨折、脱位，还是肌腱、韧带等处的病变。在诊断中摸诊占很重要的地位。

（三）治疗基本手法要领及功用

1. 接法

方法：接法是正骨方法的总称。《医宗金鉴·正骨心法要旨》说："接者谓使已断之骨合拢一处，复归于旧也。凡是骨之跌伤错落，或断而两分或折而下陷，或碎而散乱，或歧而旁突，相其形势，徐徐接之，使断者复续，陷者复起，碎而复完，突者复平。或用手法，或用器具，或手法器具分先后而兼用之。是在医者之通达也。"凡是使断骨接续在一起的方法，都称为接法。

治疗范围：各类骨折。

2. 端法

方法：用两手或一手拿定应端之处，从下向上或从外向内侧端托。

治疗范围：骨折、脱位、软组织损伤，如颈椎错位，颈部软组织扭伤及落枕。临床四肢骨折的端托远端凑近端，以及肩关节脱位端关节肱骨头等都用端法。

3. 提法

方法：是将陷下之骨提出还原的手法。可用手提或用绳索提，使断骨复位。

治疗范围：伤筋的治疗常用此手法，如斜方肌、背肌等伤筋，锁骨、肋骨、尺桡骨、胫腓骨骨折的治疗过程均有提的手法。治疗肩周炎也用提晃上肢等手法。

4. 捏法

方法：用单手或双手拇指和余四指并拢的指腹在患处紧捏，轻重适当。

治疗范围：脱位及骨折。如指、趾、关节脱位、斜形骨折、横断骨折和其他类型的骨折（无重叠现象者），以及尺、桡关节分离等。

5. 按法

方法：用单手或双手掌根，手指按患处及伤患部两端。

治疗范围：脊柱骨折伴脱位，胸锁、肩锁、胸肋等关节脱位、骨折及四肢各部骨折、移位、成角畸形的治疗，腰背部软组织损伤等的治疗也用按法。

6. 推法

方法：用手指或手掌根部将错位、折骨、扭伤推回正常位置。

治疗范围：软组织损伤与瘀血肿胀、脊柱侧弯、腰椎间盘脱出症、骶髂关节错位、腱鞘囊肿等的治疗。

7. 拉法

方法：用单手或双手施力于患部上下两端，对抗牵拉。

治疗范围：关节脱位及骨折，如移位有重叠、成角有畸形者。拉法是骨折整复的重要一步，它不仅可以矫正重叠、成角畸形等，而且还可以矫正侧方移位的一部分，所以施力要适当。临床颈椎骨折脱位、腰椎骨折脱位及四肢骨折脱位等的拉力并不相等，因此施行拉法的人员只有用力主动与医者配合，才能提高整复的成功率。

8. 扳法

方法：医生用手扳头部、肩部及四肢的手法。

治疗范围：颈椎病，扳头部。胸椎病，扳肩部。腰椎病，扳动肩与腿等。

9. 复贴法

方法：医者用拇指指腹及掌根在伤处进行复贴复位的手法。即将剥离、移位、撕脱、骨折造成的软组织损伤，用拇指及掌根整复到原来的解剖部位。此手法是贯穿于治疗骨折、脱位、软组织损伤始终的不可缺少的重要手法。

10. 扳拨法

方法：医者用一手扶患者额部，一手置于错位、成角畸形、偏歪、隆起的部位。扶额部之手，用回旋扳转头部，置于隆起部位之手拇指拨推隆起部位，两手同时用力。

治疗范围：主要适用于颈椎、脱位、半脱位，颈椎间盘脱出症，颈椎关节紊乱，落枕及软组织损伤造成畸形等的治疗。

11. 分离法

方法：单手或双手拇指端置于患处，左右、上下、前后分离的手法。

治疗范围：主要治疗关节脱位、软组织损伤后造成的粘连、挛缩、瘢痕、增生等。当摸不到粘连、增生、挛缩的软组织部位时，要利用人体生理特点来互相制约，以达到治疗的目的。这种制约包括医者手法的促使和患者本人自身运动的制约。

12. 挂法

方法：是医生用双手按、推、端、夹、送几个手法连贯动作的敏捷手法，常用于整复杵臼关节脱位。

治疗范围：主要用于下颌关节脱位及肩关节脱位等。

13. 推转法

方法：医生一手握骨折近端，另一手握其远端，再用力牵拉、推转。转动推转的方向与骨折旋转畸形相反，可使骨折旋转错位复归原位。

14. 摇摆法

方法：用一手或双手握住损伤的关节远端，另一手握损伤的关节处，做各方向的旋转活动的手法。

治疗范围：治疗关节部位的损伤，粘连的分离，松弛痉挛，恢复僵硬关节的活动功能，肘、腕、髋、膝、髁等关节。

15. 回旋法

方法：医者两手分别握住远近端骨折段，按原来骨折移位的方向，逆向回旋，导引断端相对，使骨折复续。

治疗范围：此手法多用于骨折断端之间有软组织嵌入的股骨干，或肱骨干骨折。回旋法必须谨慎，以免损伤血管、神经。如感觉有软组织阻挡，即应改变回旋方向，使背靠背的骨折断端变成面对面的骨折后，再整复其他移位。回旋时要在助手的牵拉下进行。

16. 分筋手法

方法：用双手拇指或单手拇指在患处与纤维韧带，肌肉方向呈垂直弹拨。

治疗范围：主要用于颈椎病的治疗、脊柱疾患的治疗手法，如颈部项韧带、斜方肌、冈上肌、腰肌、四肢肌筋等。对于慢性损伤，分筋手法可分离软组织的粘连及筋翻筋错，神经离位等，有疏通经络，促进局部气血循环，和营调气等作用。

17. 理筋手法

方法：用双手拇指或单拇指将移位的软组织如韧带、肌腱、肌纤维、神经等扶正，再用拇指指腹或掌根部按压推、复平，使组织恢复正常或解剖位置的手法。

治疗范围：主要用于颈肩、腰臀、四肢软组织损伤。急性损伤、以用此法为主。本法也是治疗脊柱骨折、四肢骨折的辅助手法之一。古人讲"凡肌筋隆起，必有骨错。"在治疗骨关节错缝时，也须先适当使用理筋手法。

18. 解痉法

方法：用手指腹掌根部在软组织损伤部位周围、关节邻近处施抚摸、揉、擦、搓、拿、拍击、点穴等多变手法。

治疗范围：此手法灵活多变，是缓慢而轻柔的手法，主要用于间接暴力或直接暴力所致的闭合性软组织损伤，局部组织痉挛性疼痛，软组织发紧僵硬，或邻近关节部位的软组织受累，以及关节脱位、骨折、脊柱疾患整复前。整复前的解痉，可减少患者痛苦，提高疗效，缩短恢复期。

19. 点穴法

方法：点穴治疗，是用拇指或中指及其他各指（按其部位适当选用手指），循经取穴点压的手法。取穴多在伤患部及其上下附近。

治疗范围：主要用来疏通经络，调和气血，调解神经功能，治疗陈旧软组织损伤以及因感受风寒湿引起的疼痛，如神经痛、关节痛等。若手法使用适当，皆有手到病除之功。

20. 揉法

方法：用手指及掌根部在治疗部位或穴位上，做圆形或螺旋形的揉动，揉时手指不离开接触的皮肤。力量应缓慢而均匀，使该处的皮下组织随手的旋揉而滑动，并使患者感到舒适、微热。

治疗范围：适用于陈旧性或劳损的肌筋损伤、关节脱位、骨折恢复期的软组织松解、髌骨损伤、手指和足趾损伤、脊柱疾患等的治疗。具有散寒邪，行气血，通经络，止疼痛的作用。

21. 按压法

方法：用单手或双手指腹、掌根在治疗部位进行按压，也可用各指并拢按压或掌根按压。若用一手掌力量达不到所需的力的目的时，可将两手掌重叠进行按压，必要时还可屈肘用肘近鹰嘴处按压。按压达肌肉深层，手法可以是间歇性或连续性的。

方法：治疗范围：用于全身大肌肉群，尤其是坐骨神经的上端。对一切疼痛、腰背肌胀痛及肌肉肌腱发硬均能收效。对一些截瘫患者萎缩的肌群的恢复，也有一定疗效。

22. 拍击法

方法：用指腹或手掌轻轻拍击患处，单手或双手均可。拍击时腕部要放松，要灵活轻巧而又有反弹劲。用两手操作，操作时，动作要协调配合。

治疗范围：适用于胸部和腰部因用力不当或受剧烈之闪扭而引起的内部震动和岔气。有调理气血，缓解胸腹闷痛，消除酸胀等作用。

23. 脊柱旋转复位法

方法：患者端坐于方凳上，助手扶持按住固定健侧下肢。最好坐在特制的坐位上，用布带固定患者健侧大腿部。医者坐患者背后，用一手拇指顶住偏歪的棘突，向健侧推，另一手使脊柱向棘突偏歪侧顺时针或逆时针旋转。两手协调动作，将偏歪的棘突拨正，使邻近椎体恢复正常解剖位置，达到脊柱正常的内在平衡关系。

治疗范围：寰枢关节脱位、颈椎综合征、胸小关节紊乱、腰椎后关节紊乱、腰椎间盘脱出症等。

24. 摇晃伸屈法

方法：医生使患者关节进行被动摇晃的手法。

治疗范围：主要用来舒筋活络，通利关节，解除软组织损伤部位的粘连等。治疗肘关节、髋关节脱位也使用旋转屈伸的手法配合。

25. 牵引法

方法：在伤肢远端，沿其纵轴用手牵拉，以矫正重叠移位的骨折和脱位的方法。

治疗范围：按照"欲合先离，离而复合"的原则，进行对抗牵引。用于脊柱骨折脱位、四肢骨折有重叠移位者。

26. 分骨法

方法：医者用手指由骨折部捏骨间隙，使靠拢的骨折断端分离开的治疗手法。

治疗范围：所有两骨并列部位发生的骨折，如桡尺骨骨折，胫腓骨骨折，掌骨、跖骨骨折等，因有骨间肌或骨间膜的收缩而互相靠拢施用的手法。

27. 反折法

方法：医生两手拇指抵压于突出的骨折一端，其余四指重叠环抱于下陷骨折另一端，加大骨折端原有的成角。依靠拇指感觉骨折远近断端的骨皮质已经相接，而后骤然反折，反折时环抱于骨折端的四指，将下陷一端适力上提，而拇指仍然用力将突出的骨折另一端继续向下推压，使拇食指中间形成一种捻搓力（剪力）。用力大小以原来重叠移位多少而定。用力的方向可正可斜。单纯前后方移位重叠者，正折顶。同时侧方移位者斜向折顶。

治疗范围：横断和锯齿形骨折，如患者肌肉发达，单靠牵引力量不能完成矫正重叠移位时，可用此手法。这一手法不但可以解决重叠移位，而且亦可随之矫正侧方移位，多用于前臂。

28. 拿法

方法：用手指捏患处的筋肉，轻重适宜，从近端到远端至上而下的拿捏。能解除肌肉的痉挛，使血脉流畅，筋络宣通。或拿住骨折处，便于接骨等。

治疗范围：主要用于腰腿痛、颈椎病、腰椎间盘脱出症引起的一系列症状，是一种辅助治疗手法。此法活血通络，解痉止麻，能缩短恢复期，减少病人的痛苦，是必不可少的手法之一。

29. 旋转屈伸法

方法：医生使患者关节进行被动旋转屈伸活动的手法。

治疗范围：主要用于舒筋活络，通利关节，解除软组织损伤后的粘连等。髋、肩、肘关节脱位也有用旋转屈伸手法的。

30. 拔伸牵引法

方法：在伤肢远端沿其纵轴用一手或双手施行牵拉，以矫正重叠移位的手法。

拔伸牵引，主要是克服肌肉拉力，矫正重叠移位，恢复肢体长度。按照："欲合先离，离而复合"的原则，开始牵引时，肢体保持原来的位置，先沿肢体纵轴，由远近骨折段对抗牵引，把刺入骨折部周围软组织内的骨折断端慢慢拔伸出来。然后再按照整复步骤施法，用力牵引，力量适当。

治疗范围：凡重叠移位的骨折、脱位、都必须应用此法来整复。

31. 捻法

方法：用拇指和食指指端，相对而成钳形，在关节附近提起肌筋进行捻动。此法要领与提弹是将肌肉、肌筋提起，用拇指向侧方弹后，迅速放开。本法是提起后还要做捻转的动作，然后慢慢松手。本法动作较小，力量慢轻。多用于关节附近的肌肉、肌腱。捻时若患者有酸胀感觉，则是手法正确而产生的效果。此法可起到祛风、软坚、活血、止痛作用。

应用范围：多用于颈肩、四肢关节的肌肉、肌腱处。适用于治疗风湿、麻痹及陈旧性软组织损伤。

32. 运法

方法：用拇指指腹或掌根在所有选择的经穴周围作圆形或螺旋形的抚摩、揉动的手法。手法应轻缓柔和，以仅能接触肢体皮肤部位，患者感到轻松舒适为宜。

应用范围：前臂及手掌、背、腰、臀部的肌肉损伤肿胀疼痛。

33. 搓法

方法：用拇指及食指指腹或呈钳形姿势对称捏着，被动的搓。用手掌根部平放于肌体上下搓动也可以。用力要均匀，不宜太重。动作先慢后快而协调，使被搓部位有轻松的感觉。

应用范围：指、趾关节及腰背部，能舒经活络，活血止痛。

34. 掐法

方法：拇指、食指或中指的末节呈屈曲状，以屈曲之指端，在身体某部穴位处深掐。在此法操作过程中，有五个小手法，即摸、分、弹、推、揉。即先摸准穴位，分开周围的血管和肌腱，避免肌肉紧张。然后掐到深部进行弹推。手法结束时再逐渐轻揉被掐部位。

要领：手的力量应贯注于指端，深达骨面，动作不能过猛过急，以免损伤软组织。掐的强度以有胀感为宜。掐后应轻揉患部，以缓解不适之感。治疗后患部有轻松舒适之感。

应用范围：因虚脱而昏厥时，可掐人中。热极昏厥中暑时可掐涌泉。每于手法后，均可立刻收效。对于骨及软组织损伤后遗症、风湿性关节痛、软组织粘连，效果亦较显著。

35. 侧掌手法

方法：两手各指均伸直，并自然的稍稍分开，以手的尺侧缘

（小指的一侧）击砸肌肉。

要领：腕放松，动作要灵活，有节奏，力量快慢要均匀。两腕要协调、灵活、自然、不可猛力。

作用：能使肌肉受到较大的震动，有兴奋肌纤维、松弛神经的作用，能消除疲劳和疼痛。

应用范围：四肢和躯干以及肌肉较多的部位，均可用此手法。对一些瘫痪病人及陈旧性损伤兼外邪风寒湿引起的酸胀疼痛等。此法新伤慎用或不用。

36. 按摩法

方法：用单手或双手重叠操作，以全掌掌根和指腹紧贴于皮肤上，作直线或圆形、回旋摩动。此法可单独用，也可以在揉捏、搓捏中贯穿使用。

要领：①松肩，垂肘，塌腕，手掌紧贴于皮肤，掌下之皮肤、肌肉随手掌一起回旋摩动。②用力稍大，作用直达组织深部，做完后皮肤表面不应发红。③发力在肩，力由肩及肘，由肘及手，而不单是在手动，用力要均匀协调，速度不宜过快。

作用：加速血液循环，促进组织新陈代谢，缓解深部肌肉、韧带的紧张或挛缩状态，松解粘连的瘢痕组织。

应用范围：按摩可贯穿运用在各个手法中。其目的主要是使按摩效能达到深部组织。在面积较大，肌肉肥厚的部位多采用此法，主要用于腰背部的陈旧性损伤、风湿痛、大腿肌挛痛等。本法除有深部按摩作用外，还有表面抚摩的作用。

37. 表面抚摩法

方法：用手掌、指腹（五指自然分开伸直）贴于皮肤上，轻轻的作来回直线形的或圆形的抚摩动作。

要领：松肩，自然屈肘，腕关节伸直，摩动时手不要离开皮肤，动作轻柔，用力均匀，使被按摩者感到舒适。

作用：能使皮肤表层衰老的细胞脱落，改善皮脂腺功能，止痛和消除麻木，也有镇静催眠的作用。

应用范围：按摩的开始和结束都用此手法，也可用于全身各部。

可视部位大小不同，而用不同的手形。较大部位，如四肢、躯干可用手掌。较小部位可用拇指指腹。新伤一两天，或骨折后，或骨痂形成之前，多用表面抚摩法。长时间固定包扎，肢体萎缩、麻痹，在头几天也可作表面抚摩法等。

第三章

颈椎病治疗经验

一、寰枢关节脱位

1. 症状与诊断　寰枢关节脱位中寰椎前脱位多见。脱位后，头部多支撑不住，头向前低，局部酸胀疼痛，往往用手托住下巴走路，头部运动功能障碍。重者四肢麻木，酸胀疼痛。Hoffman 试验阳性，X 线侧位片显示错位，局部压痛明显。触诊时，枢椎棘突比正常棘突隆起较大。X 线片可助诊。

2. 治疗　患者端坐位。助手站在患者一侧，一手托住患者的下巴，另一手托于枕骨部，双手向上引拔。术者站在患者背后，一手重叠放在助手手背上，两手同时相对用力推、扳，即可复位。但手法要轻巧缓慢，不可用力过猛，也不要急于求成，以免造成不良后果。陈旧性脱位，一人即可操作，但双手须有上拔的引力，操作方法同前。

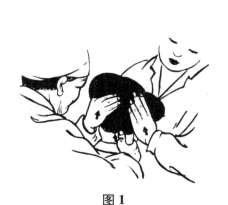

图1

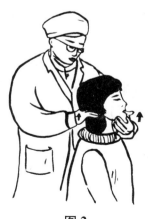

图2

本法稳妥可靠，若用法得当，会有明显的疗效。（图1、图2）

复位后，用脖套固定4~6周，每周复诊1次，口服活血止痛药，即可痊愈。

二、颈椎软组织损伤

（一）颈椎间盘脱出症

1. 症状与诊断　颈椎间盘脱出症和腰椎间盘脱出症影响的范围不一样，颈椎间盘脱出症影响四肢，而腰椎间盘脱出症只影响下肢。因此颈椎间盘脱出症比腰椎间盘脱出症病情重。

当颈椎间盘脱出以后，颈背部酸胀不适，如同背着重物，上肢有放射性麻木酸痛，重者逐步影响下肢功能，久病走路困难，肌肉萎缩无力，握力减退。颈椎呈强直状态，喜稍低头状，头不能旋转或后仰，起坐、翻身困难。

突出部位能触及到椎体侧弯或后凸畸形，棘上韧带有剥离感，棘突偏歪。椎旁压痛明显，并伴有向四肢放射性的酸麻肿痛或有触电感。颈部明显的向健侧前方倾斜。X线正位片显示，椎间隙变窄和脊柱侧弯、棘突偏歪等。X线侧位像显示生理曲线消失，重者反弓张。

2. 治疗　端坐，医生站立在患者背后。一手放在头顶部，将头推向健侧前方，另一手拇指置于偏歪棘突处，放在头部的手在轻轻推动的情况下，慢慢向前或突出的一方回旋，直至后仰头位。同时置于棘突的拇指，向健侧前方适度推、拨棘突，若拇指下有"咕噜"滑动感，即已复位。复位后，松解颈肩部紧张的组织。一般手法后即感轻松、舒适，病可除半。陈旧性脱出症，一次复位不成功，可采用多次复位，手法同前（图3、图4、图5）。如伴有头痛、头晕、失眠、视力模糊时，可用拇指点压风池、安眠穴位，手法中强度，2~4秒。手法后头部即感轻松舒适，眼睛明亮。

3. 医案

（1）兰某某，女，44岁，北京市单位工人。

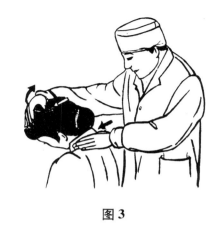

图 3

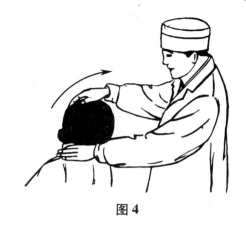

图 4

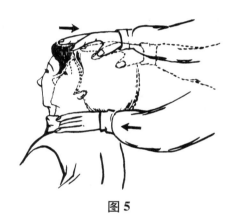

图 5

主诉：颈椎创伤 29 天。

现病史：1989 年 4 月 7 日，手推车倒地过猛，车把托打在左下颌部，当时头昏、恶心，当地医院诊断为颈部软组织损伤并处理。症状逐日加重，酸胀麻痛放射至右上肢至手，走路、起卧困难，不能翻身，头向右前方倾斜 10°。1989 年 5 月 4 日送来本院治疗。症状同上。

查体：神清，一般状况好，痛苦面容。触诊颈椎反凸畸形，生理曲线反弓张，棘上韧带有剥离感，颈部运动功能前倾 15°后伸 0°，左旋 5°右旋 10°，臂丛牵拉试验（＋），左手握力下降，Hoffman 征（－）。X 线片显示，颈 4、5 椎间隙左宽右窄，颈 4 棘突偏歪。

诊断：颈 4、5 椎间盘脱出症。

治疗：用推、扳、压、手法牵引，按摩手法治疗。3 个疗程症状基本消失，功能恢复。返回原工作单位。

（2）张某某，男，45 岁，北京市人，干部。

主诉：颈部摔伤 2 个月。

现病史：1986 年 10 月一天，脚绊钢筋摔倒，下颌着地将颈椎致伤。经几家医院治疗无明显疗效。现双上肢麻木，手心有触电感，头痛、头晕、恶心、视物模糊不清，有时视物双影，双下肢行走不便，脚心凉，双腿肌紧缩，共济失调。1986 年 11 月 17 日碘油造影颈 4、5 处变细，诊断为颈 4、5 椎间盘脱出症。住院 25 天，无明显疗效，决定手术治疗，患者未同意。1986 年 12 月 12 日入我院治疗，症状同上。

查体：神清，一般状况良好。触诊，颈椎棘上韧带剥离，颈 5 棘突偏歪。颈 4、5 压痛明显，伴有向上肢放射性酸麻胀感。椎间压迫试验（＋），双手握力基本消失，Hoffman 征（＋），颈部运动功能前倾 15°后伸 0°，左旋 10°右旋 10°，臂丛牵拉试验（＋），双上肢肌张力下降，双拇趾背伸肌力下降，双下肢肌张力增强。巴彬斯基征（＋），小便有时失控。

诊断：颈 4、5 椎间盘脱出症伴颈 3、4、5 椎旁软组织损伤。

治疗：用推、扳、压手法牵引、按摩等治疗 3 个疗程，巩固 1 个疗程，功能恢复正常，症状消失，返回原工作岗位，至今无复发。

（3）马某某，女，46 岁，吉林省双阳县人。

主诉：颈部不适 1 个月。

现病史：颈部疼痛，活动受限，伴肩部酸胀麻痛，摔伤后引起，症状日趋渐重，于 1992 年 12 月 19 日入我院治疗，病历号 1317。

专科查体：颈椎左侧弯，颈椎功能活动前倾 20°后伸 20°，左旋 15°右旋 20°，臂丛牵拉试验（＋），椎间孔挤压试验（＋），麻木放射至手指，左上肢上举 60°。

MRI：颈 2～6 椎间盘突出。

诊断：颈椎间盘脱出症。

治疗法则：以牵引、推按、复贴手法治疗为主，药物为辅，3 周后症状大有好转，功能基本恢复，出院休息 4 周后可工作，随访未复发。

（二）胸锁乳突肌损伤

1. 症状与诊断　有外伤史，多为直接或间接暴力所致。伤后肌束肿胀疼痛，头向健侧方倾斜，旋转困难、疼痛，触诊肌束变粗，压痛明显，肌张力弱。

2. 治疗 手法治疗。用一拇指腹沿肌束纵轴上下轻度按压，可连续走行 4～5 次。能将肿胀的瘀血消散，恢复原肌束位置。每周用手法治疗 2 次。1 号外洗药每周熏洗 3 次，能活血止痛消瘀，2 周即可痊愈。（图 6）

（三）项韧带损伤

1. 症状与诊断 伤后，一般局部有轻度肿胀，头部活动受限，疼痛，呈微低头状。触之条索样物"吱吱"作响，压痛明显。陈旧性损伤，触之钝厚，局部有压痛。重者仰卧屈颈疼痛加重，翻身困难。

2. 治疗 用单或双拇指沿纵轴从上至下复贴，拨正离位的肌筋。复贴手法 4～5 次后，被动左、右旋转 1 次头部，再用拇指置于伤处，轻度向前顶压 5～6 秒钟。顶压时一手托住患者下巴，以免过度低头，然后再用复贴手法上下走行 2 次。同时用 1 号外用洗药 6 次，肿胀疼痛者可口服活血止痛药物。2 周内少低头，不用高枕。伤后应尽早治疗，以免造成慢性损伤，引起颈背部长期不适。项部复贴手法见图 7。

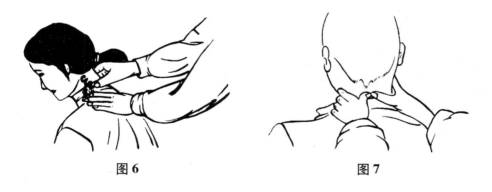

图 6　　　　　　　　　　图 7

三、颈椎半脱位与慢性颈椎病

（一）颈椎半脱位

1. 症状与诊断 伤后局部肿痛，颈肩背部酸胀不适，有的如同肩扛重物之压痛。头部偏歪向健侧，头部运动功能障碍，活动头部时疼痛加重。重者起卧困难，不能翻身。触诊伤部隆起，压痛明显，向患侧扳动头部时剧痛，有时还伴有向上肢放射性的麻木胀痛感。

2. 治疗　患者端坐位，医生站在患者背后，一助手站在患者前面，用双手捧住患者头部两侧向上拔，同时医生用一手拇指或双手拇指顶住脱位椎体的棘突隆起部位，向脱位相反的方向徐徐推压，若指腹感到轻度的声音或拇指下有滑动感，即已复位。伴有骨折时，手法更要轻，必须谨慎小心，会有好的疗效。

复位后，用脖套固定，口服活血止痛药物，4 周后可适当功能锻炼。（图 8、图 9）

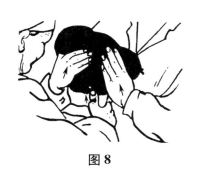

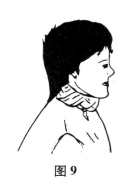

图 8　　　　　　　　　　　　　　　　　图 9

（二）慢性颈椎病

1. 症状与诊断　慢性颈椎病的人说不出原因，触之皮肤变硬发凉，韧带有条索样剥离感或"吱吱"作响声。有的颈部功能受限，头部活动时症状加重，背部有如同背重物的紧缩感。痛点多表现在肩胛内上沿和胸椎 3、4 之间。重者翻身困难、剧痛，上肢酸麻胀痛，久之则肌肉萎缩。

X 线正位片，可见椎间隙不规则、变窄，椎间盘退行性病变，韧带钙化，颈椎侧弯，棘突肥大等。X 线侧位片，可见椎体骨质增生，生理曲线消失或反弓张，椎间隙改变或密度增高等。

2. 治疗　手法治疗。用拇、食、中三指置于颈部两侧，上下运行拿捏 4 ~ 5 次，使颈部周围紧张的组织疏松。伴反弓张的颈椎，一手置于下巴向后扳，同时另一手拇指置于棘上向前推，两手相对用力推扳，用以矫正反弓张。伴侧弯的可用推扳手法矫正。开始手法要轻，不能盲目乱推扳。患严重强直性脊柱病者，更不能急于采用矫形手法。应先用松解手法，待症状好转后再用矫形手法。3 日 1 次，10 次为 1 疗程，一般 2 个疗程可好转或痊愈。愈后有的体征虽不能完全恢复正常，但症状可消失。有的通过矫形手法治疗后，不但功能恢复正常，症状也完全消失。手法成功与否均有较明显的指征。

第四章

软组织损伤治疗经验

一、软组织损伤基本治疗手法

手法治疗的作用是消瘀退肿，理顺筋络，舒筋活血。但组织损伤初期，不宜在局部使用手法治疗，以免加重出血，增加肿胀，而应采取活血化瘀、消肿止痛的药物内服外用，待3日后再用手法治疗。中期除用手法治疗外，还应配合使用强壮筋骨的药物。后期手法治疗则应以恢复功能和加强锻炼为主。临床实践证明，软组织损伤除配合药用外，手法治疗是必不可少的，也是避免和减轻后遗症的关键一环，切不可忽视。

1. 复贴复位法　此手法贯穿于软组织及骨关节损伤治疗的整个过程，是促进损伤的软组织加快愈合的有效手法。复贴复位法有单拇指、掌根部轻压复贴、顺压复贴、顶压复贴等手法，多适用于脊柱、四肢及关节周围，能使结缔组织更接近生理解剖关系，有改善血液循环、止痛、消肿、增强功能等作用。（图10、图11）

2. 软组织粘连分离法　主要用于治疗损伤后期出现的粘连、增生等。能触及的部位可用拇指甲拨动分开，不能摸到的部位，可用人体生理特点和手法来互相制约，以达到治疗的目的。（图12～14）

3. 推拿活血法　主要用于瘫痪、半身不遂和陈旧性软组织损伤，如肌肉萎缩、发凉、怕冷、无力等。即用双手从肢体近端向远端推、捏、拿、提，可改善血液循环（图15）。

4. 解痉法　主要用于闭合性软组织损伤后产生的痉挛性疼痛、肌肉发紧及邻近组织受累等。即用手掌在伤处作旋转性的按摩，或由近向远端按摩，是骨关节脱位、腰部急性扭伤、腰椎间盘脱出症在复

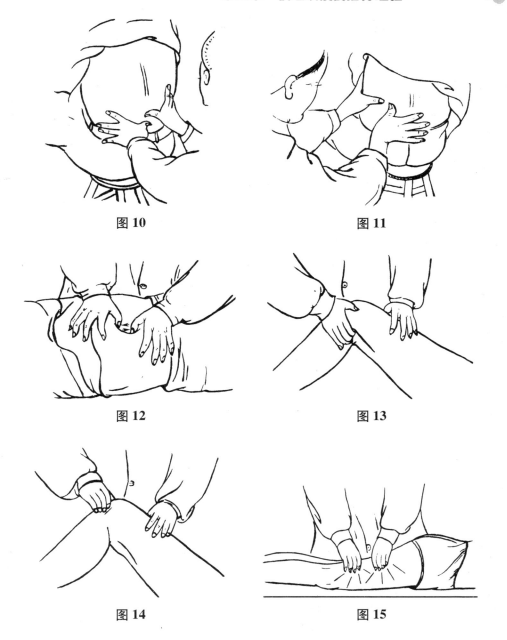

图 10

图 11

图 12

图 13

图 14

图 15

位的前后解除痉挛必不可少的手法。解痉后不仅组织便于复位，而且也可减少病人痛苦，缩短恢复期（图16、17）

5. 点穴法　主要用于陈旧性软组织损伤、深部组织损伤的恢复。

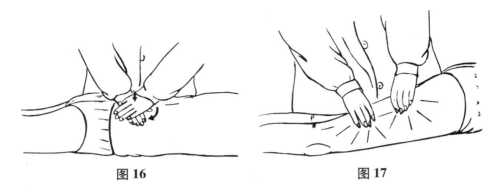

图 16 图 17

因为软组织损伤整复后，对于活动较强的关节及其邻近组织，在恢复期，往往因疼痛和经络不适，产生功能障碍而延长恢复时间，对此除了用药外，点穴法是必用的辅助手法之一。本法对风、寒、湿引起的各种骨关节酸痛也有明显疗效，使用得法，皆有手到病除之功。（图18、19）

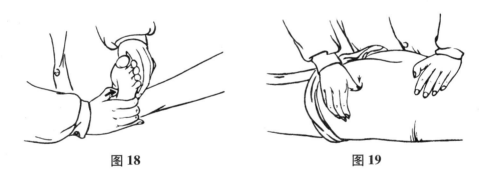

图 18 图 19

二、软组织损伤性疾病

（一）冈上肌损伤

1. 症状与诊断 肩部疼痛不适，上臂沉重下坠，肩部过度外展下放时疼痛加剧，但肩关节的活动不受限制。压痛点多在肱骨大结节止点或冈上肌起点处。当三角肌极力收缩时，前臂外展功能消失。搬动患肢，外展功能不受限制。

2. 治疗 冈上肌、冈下肌、小圆肌和肩胛下肌损伤的治疗，以手法按摩，配合伤科药物疗效较好。早期治疗一般 2～3 天按摩 1 次，4～5 次即可痊愈。

　　按摩手法治疗，患者端坐，术者站于患者背后，用单手拇指指腹，沿冈上肌顺滑点压，走行至肱骨结节，连续 5～6 次后，在冈上肌交接处，用单手拇指点压 1～2 次，继此循环 4～5 次后，用掌根部轻度按摩肩部不适处，连续 4～5 次即可。手法后患者当即感到舒适轻松，疼痛消失。冈下肌、小圆肌、肩胛下肌损伤的治疗手法大同小异。

（二）菱形肌损伤

　　1. 病因与诊断　因为菱形肌位于斜方肌及上后锯肌中间，参与固定肩胛骨，上提肩胛骨和使肩胛骨靠近脊柱的作用，所以当劳动过度或猛力牵拉前臂时容易致伤，以操训刺枪的战士和重体力劳动者多见。伤后表现为肩背部不适、疼痛、胸背部如同背着重物一样压痛，疲劳。压痛点多在沿脊柱的患侧或在肩胛沿的某一点上。如果这三块肌肉损伤过重，在伤侧的肌区，拇指能触摸到条索样物及"吱吱"作响声，触之疼痛。患者有时有不自主的活动肩背部及挺胸等动作。

　　2. 治疗　患者端坐于方凳上，术者坐在患者背后，用拇指指腹，沿脊柱患侧或肩胛顺损伤部位，作复贴

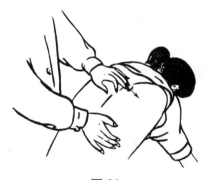

图 20

按压、下滑动作。连续 5～6 次后，改用手掌根部，在患部及邻近组织疼痛不适部位，轻度的予以按摩，继以反复 3～4 次即可。治疗后患部即感舒适轻松，疼痛消失。隔日按摩 1 次，轻者 2～4 次，重者可治疗 5～6 次，即能痊愈，可配合伤科药内服。（图 20）

（三）漏肩风（肩周炎）

　　1. 症状与诊断　患者主诉肩部疼痛。压痛点广泛的表现在肩关节周围和三角肌部位。当肩部活动时，因疼痛而明显地出现肌痉挛。初期酸胀痛怕冷，以后逐渐加重。如不能梳理头发，上臂不能外展、

外旋，高举、后背动作等都有不同程度的受限。在肩部活动不当时，会出现剧痛难忍。

2. 治疗 患者端坐位，医者立于患者后侧方，用手掌根部先在肩峰周围轻度按摩，当舒适轻松后，可持患者肘部轻轻活动，前后旋转肩关节，后改用单手拇指在肩关节周围按摩、点压。尤以冈下肌中段、肩胛下肌和冈上肌附着点，这三处是必不可少的点压镇痛点。为了解除肱二头肌上部的粘连和关节腔的粘连，可持患肢上提至功能位，如一次未解除，可多次，隔日 1 次，患有心脏病、高血压的患者要慎用

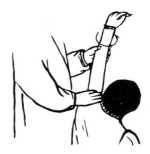

图 21

向上提拉法。以上手法多是在中期和久病的患者使用。初期可服疏风定痛药和外用祛痛膏药敷患处，增加功能锻炼（图 21）

（四）胸壁软组织损伤的治疗

1. 症状与诊断 胸壁软组织损伤，往往由于胸壁肌的出血、肿胀引起深呼吸或咳嗽时疼痛加重。伤部压痛明显，有的向肋间神经放射痛。双拇指触诊患处，可触及肋间骨膜钝厚或有线状剥离及滚动的条索样物。伴有肋软骨损伤者，有明显压痛，有时肋骨局部有轻度的突起或增宽下陷等。

2. 治疗 胸壁软组织损伤，如有表皮破裂，应先清洗治疗创面、包扎，以免引起局部感染。闭合性损伤，以手法治疗为主，病人端坐在方凳上，医生坐在病人伤侧前方，嘱病人将伤侧的上肢向上抬起屈肘，并用手托住枕骨部，后仰扩胸。术者一手揽住患者后背胸部，另一手可推托上抬的上肢，陷下的部位即可自动隆起，突起的部位用手掌轻轻的按压即可复平。一般软组织损伤，可用单拇指顺压肋间走行，初期用轻度手法。深呼吸、咳嗽疼痛，可口服活血止痛类药。（图 22）

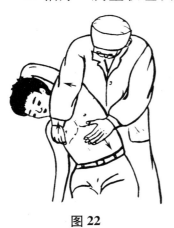

图 22

三、腰痛病

腰者肾之府也，转摇不能，肾将惫矣。腰痛有肾虚，有瘀血，有闪挫，有坠堕，有疾积。脉涩者瘀血，脉缓者湿热，脉大者肾虚。肾虚者痛之不已。瘀血者，日轻夜重者是也。为湿所着者，腰重如石，冷如冰，喜热物烫也。所以腰痛病，这种横贯性的常见病、多发病，往往是因一处受损而引起多处受累的横贯性、牵连性的疼痛。这是由于腰部及其邻近组织的生理特点所决定的，这一特点的产生决定了腰部活动范围之大及它的灵活性。所以腰部及邻近组织的肌肉、韧带、神经、椎间盘、血管等，都易受到不同程度的损伤及破坏。因此它不是一种独立的疾病，而是多种因素产生的一种综合征。这种常见软组织损伤的常见部位，主要有腰肌、棘上韧带、棘间韧带、腰韧带、骶棘肌及腰椎间盘等。但引起坐骨神经向下肢放射性酸、胀痛及麻木感的症状，不一定都是腰椎间盘脱出症所致。风寒湿邪侵袭及损伤引起的板腰伴骨质增生、严重腰肌损伤、黄韧带增厚、骨瘤、结核、神经根炎、梨状肌损伤，1°以上腰椎滑脱，都能引起下肢放射性的疼痛。以上除黄韧带增厚、骨瘤发病较少外，其余都是常见病、多发病。

腰痛，一般分为急性和慢性两种，发病尤以青壮年及重体力劳动者多见。对于这种综合性的病症，多以手法治疗为主。对于疑难病则多采用综合性的治疗方法，如手法、电疗、药物等。综合性治疗，在临床效果满意。

（一）腰椎间盘脱出症

1. 症状与诊断　有外伤史，第一天不大疼痛，只感觉腰部酸胀不适，不敢用力。第二天疼痛加重，放射至下肢痛，无力。腰痛伴下肢放射性麻木酸胀痛，走路跛行，不能直腰，重者卧床不起，昼夜不能入睡，咳嗽向下肢放射痛。站、坐位触诊，腰椎有明显的侧弯或后凸畸形，有的脊柱呈 S 形变。棘突旁压痛明显，并伴有向下肢放射性的疼痛或酸胀麻感等。早期患侧棘突旁一寸半处有痉挛结块，久病患侧肌肉萎缩。X 线正位片，可见脊柱明显侧弯，椎间隙变窄或一边宽一边窄。退行性变的椎间盘显影密度增高，有的超出椎体的边沿。多见第 4、5 腰椎棘突偏歪向患侧。侧位 X 线片，可见腰椎生理曲线消失，变直或椎体反弓张，椎间隙变窄。正位平片，有的在患椎以上两三椎体轻度扭向，即属代偿性变异，并非骨关节器质性病变。直腿抬高、屈颈试验阳性，患中心型和腰 5 骶 1 椎间盘脱出症的病人，不能弯腰或成板腰，腰骶多有椎体前角变窄。

2. 治疗　对腰椎间盘脱出症的治疗，主要是手法整复，将突出的髓核予以还纳和纤维环的修复，调整椎间隙的平衡，只有这样才能达到治疗的目的。

（1）侧扳复位法：俯卧位，嘱患者全身放松，医者站于患侧一方，一手放在健侧肩部，另一手放在棘突旁，用掌根部或拇指紧紧顶住棘突向健侧推的同时，放在健侧肩部的手成相对方向的推扳。脊柱不伴后凸畸形者，患者上身不要回旋，以患者的耐受力为度，一般均要过度矫正。扳住稳定一分多钟，如手感腰部滑动及“咕喽”、“咕咚”声响，即已还纳。如一次没有成功，还原后再扳一次，病程远可连续施法三四次。

此法由于患侧力的加大，能使健侧椎间隙加宽，此时髓核承受的力是相等的，相应给髓核还纳以有利条件，推力及纤维环的弹性回纳力使椎间周围组织内力增加，结果就造成解除陈旧性组织的粘连或致密性部分组织的破坏，而使纤维环远离神经根，迫使髓核归位，纤维环并拢。同时矫正了椎间小关节的内在平衡，回旋了棘突偏歪。

此法稳妥可靠，治愈率高，多用于脊柱侧弯型患者，无论急性慢性均可采用，但在施法前后要松解患部周围紧张的组织。以减少痛苦，施法则要由轻到重，不可用力过猛，施法后则有轻松愉快感，使疾病除半。（图 23）

（2）手、肘压法：患者俯卧位，肌筋放松，医者站患侧一边，用前臂平面近鹰嘴骨处，放患处两椎体之间下压，由轻到重，以能忍耐为度，每次重压 1 分钟，松解 1 次患部周围的组织，重者可连续施

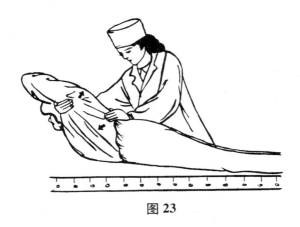

图 23

法 3 次。陈旧性也可在一助手握双踝向下牵引的同时腰部加压，此法能加大椎间隙，使纤维环产生一种弹性回旋力，即可使髓核还纳，纤维环复原，远离神经根。

此法多用于脊柱后凸畸形，简单易行，安全可靠，不论病程长短疗效率均高。如脊柱后凸畸形伴侧弯的，患者上身可轻度回旋式复用侧扳法。肘压时有"咕喽"滑动感，即已完成手法。(图 24、25)

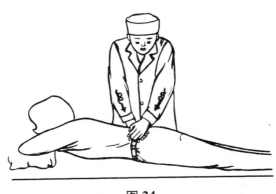

图 24

(3) 旋转复位法:患者坐在特制的"A 梯形治疗固定座"上,医生一手从患者患侧的腋下穿过,经过后颈部,用手把住患者健侧的肩部,此时嘱患者向健侧方弯腰,放松肌筋。医生的另一手拇指或掌根部,推住偏歪的棘突。此时医生放在肩部的手,在椎体边沿呈相对定位时大回环旋转,同时放在棘突的手用力推偏歪的棘突,进行拨正。旋转至患侧后方

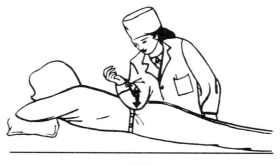

图 25

时,此时医生的两手形成对抗性的推扳,造成后伸位即算 1 次。视病情可连续施法 3 次,推棘突的手,如有"咕喽"或滑动感时,以达治疗目的,但只能向患侧旋转,否则只能事倍功半。此法适用于新伤及腰 5、骶 1、中央型等。但伴有生理曲线变直、后凸或侧弯、风湿性脊柱畸形者,效果不佳、多采用前述 1、2 两种手法治疗。用此法前后,可用软组织松解法进行松解,以免造成不必要的疼痛。(图 26)

(4)坐位屈伸法:患者坐在治疗床上,两腿伸直,双腿并拢,足尖等齐,双手向前略伸。嘱患者放松肌筋,医者站在患者背后,双手扶持患者双肩部,向前推动上身来回晃动 3～4 次。也可一助手牵拉患者双手和医者动作协调,但不能用力过猛,应缓慢用法。此法用于他型复位后仍不能弯腰的患者。施用此法后有时可收到立竿见影的效果。身体虚弱、高血压、心脏病患者慎用此法。(图 27)

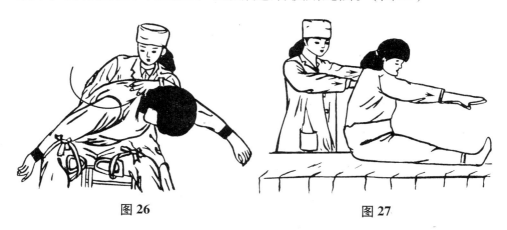

图 26   图 27

（5）辅助治疗

①点穴：中心型、腰 5 骶 1 椎间盘脱出的，点秩边、坐骨部、委中。腰 4、5 椎间盘脱出的，点环跳、风市、委中、阳陵泉、昆仑。每穴 10 秒钟后从臀部至足推拿松解 5 分钟。环跳可屈肘重点 10 秒钟后略停，再点 1 次，其余均用中度点压（图 28、29、30、31、32）。

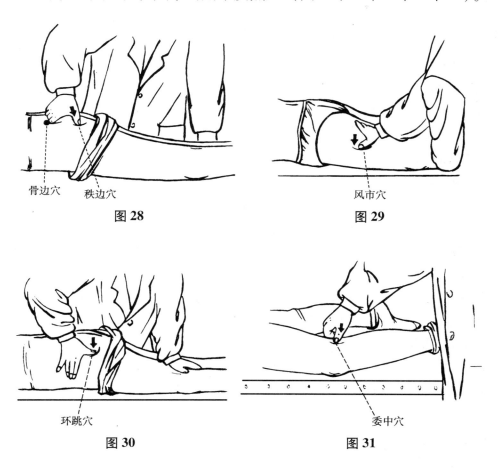

骨边穴　秩边穴

图 28

风市穴

图 29

环跳穴

图 30

委中穴

图 31

②临床松解手法：病人俯卧床上，医生站在病人一侧，用拇指在腰棘两侧或一侧从上而下顺压，或拇指旋转点压，各做 4～5 次后，改用掌根回旋按摩，下行至臀部、腿部，2～3 次即可。

3. 医案

（1）夏某某，男，34 岁，北京市工人。

1989 年 3 月份抬物扭伤腰部，腰腿痛 2 个月，不能直腰，走路困难，不能入睡。1989 年 5 月 11 日来本院治疗，病历号 1070 号。触诊，腰部生理曲线反弓张，棘上韧带有剥离感，腰 4、5 椎压痛明显，伴有向下肢放射性酸胀麻痛感。X 线片

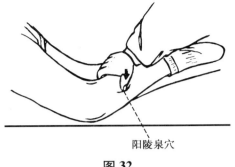

阳陵泉穴

图 32

示：腰 4、5 椎间隙变窄，腰 5 棘突偏歪，腰 4、5 骨质增生。直腿抬高试验右 35°、左 50°，屈颈试验（＋），Babinski 征（－）。诊断：腰 4、5 椎间盘脱出症伴骨质增生。经压、侧扳两法治疗，于 1989 年 6 月 3 日功能恢复，症状基本消失出院。于 1991 年 6 月 12 日，走访康复后无复发。

（2）张某某，男，48 岁，湖南湘潭教师。

1966 年从 4m 高处摔下，当时昏迷，送往当地医院治疗，脑震荡愈后出院。一年多来右下肢酸胀麻痛，近 3 个月症状加重，走路困难，卧床不起。1989 年 5 月 11 日来我院入院治疗，病历号 1071 号。触诊：腰部肌板结，腰椎生理曲线消失，腰 5、骶 1 压痛明显，伴有向下肢放射性麻痛。X 线片示：腰椎左侧弯，腰 4、5 椎间隙变窄，关节密度增高，腰 5 棘突偏歪，腰 2～5 骨质增生。CT 片示：腰 5、骶 1 椎间盘向后偏右脱出。直腿抬高试验右 30°、左 70°，屈颈试验（＋），Babinski 征（－），右下肢肌张力下降，肌萎缩。诊断：腰 5 骶 1 椎间盘脱出症伴腰椎广泛性骨质增生。经压、侧扳两法治疗，于 1989 年 6 月 3 日功能恢复，症状消失出院。1991 年 7 月 12 日走访，康复后无复发。

（3）郑某某，女，35 岁。

天津地区农民。腰腿痛 6 年，曾有外伤史。近 1 个月搬物扭伤腰部，症状加重，左下肢酸胀麻痛，不能弯腰，走路困难无力。1989 年 5 月 13 日，来我院入院治疗，病历号 1072 号。触诊：腰椎左侧弯，腰 4、5、和腰 5、骶 1 压痛明显，伴有向环跳、秩边、坐骨部、

风市、委中、足三里等穴放射性的酸胀麻痛感。棘上触之发音。直腿抬高试验右 70°、左 20°，Babinski 征（－），屈颈试验（＋）。左下肢肌张力下降，拇趾背肌力下降。X 线片示：腰 4、5 椎间隙变窄，关节密度增高，腰 4 棘突偏歪，腰椎左侧弯。尾骨 2、3 陈旧性骨折，已成角愈合。诊断：腰 4、5 和腰 5、骶 1 椎间盘脱出症伴风湿性脊柱病。经压、侧扳两法复位治疗，于 1989 年 6 月 9 日功能恢复，症状消失出院。1990 年 4 月，因两人用拉绳从低向高处运送水，长时间造成腰部纵轴旋转发病。1990 年 10 月来本院入院治疗，1 个月康复。1991 年 7 月 25 日信访，康复后参加重体力劳动无复发。

（二）腰肌劳损

治疗 患者坐在方凳上，医生坐在病人背后，用拇指拨动棘上韧带，找到损伤的部位，然后用拇指沿脊柱纵轴方向顺压，可反复顺压 3～4 次，症状即可缓解。复位后 1 周内，腰部少作前屈后仰活动，3 天复诊 1 次，手法后可用伤科药内外调之。（图 33）

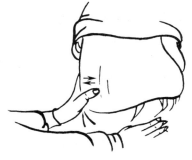

图 33

（三）臀部软组织损伤

1. 梨状肌损伤

（1）症状与诊断：梨状肌损伤后，局部常出现相应的神经受压的症状，大多数病人因扛抬重物或蹲、站、弯腰前伸，持物旋转、扭、闪等不协调动作而致。梨状肌损伤，偶伴有下肢放射性酸胀痛或小腿外侧麻木感。腰臀部疼痛，向小腹部及大腿外侧放散，会阴不适，阴囊、睾丸抽痛，坐骨部麻痛、发凉，走路跛行，不能直腰，严重时臀部刀割样疼痛，双下肢屈曲，夜不能眠，生活不能自理，大小便或咳嗽疼痛加剧，或向下肢窜痛。

单拇指触诊检查，梨状肌部位压痛明显，有条索样隆起。指触钝厚，肌肉松软，弹性变差。针刺梨状肌部位，松软如针刺豆腐样感。患慢性梨状肌损伤的病人，患侧臀大肌、臀中肌萎缩，触之空虚。梨状肌弥漫性钝厚或肌纤维束变硬时，手法感弹性变差。

直腿抬高试验，60°以前，由于梨状肌牵拉过紧，加强了与坐骨神经的病理关系，而疼痛明显；60°以后，损伤的梨状肌不再继续拉长，疼痛反而减轻，与腰椎间盘脱出症、椎弓崩裂症、妇女慢性坐骨神经痛、慢性附件炎、骶髂关节病的损伤截然不同，易于鉴别。

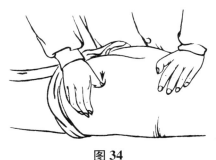

图 34

（2）治疗：患者俯卧床上，放松肌筋，医者用单拇指触摸肌束改变的情况，可顺压损伤，痉挛变硬的部位，顺压 4~5 次后，改用掌根按照肌束走行顺压，新伤经过手法治疗，病人即感轻松。慢性损伤，用单拇指拨动法，使粘连部位分开，能解除疼痛。同时配合伤科药物内服，即可治愈（图 34、35）。

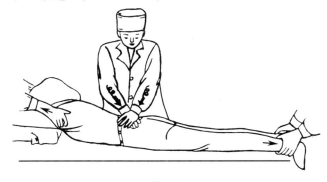

图 35

2. 骶部软组织损伤的治疗

（1）症状与诊断：骶后下肌旁的肌筋损伤，开始一两天，疼痛不明显，只有局部酸胀或不适感，隐性痛。但前弯腰或下蹲时，均有疼痛及活动受限。一周后由于伤部周围组织受累，加上没有得到及时的治疗或重视不够，易使损伤加重，疼痛范围加大而影响工作和生活。重者坐卧不安，夜不能眠，心烦意乱，多表现在臀部疼痛，偶尔向前腹股沟放射。

触诊检查：急性者触之局部轻度瘀血（积液）、肿胀，压痛明显，有张力挡手感。慢性者触之球面样或椭圆样物，均为活动性硬块，拇指下压有弹性。椭圆形的横贯活动范围大，球面形的上下活动范围大，这也是损伤轻重的区别。不论轻重均能触摸到硬块上部的条索样感，如不仔细触摸，不易摸到，因骶髂关节凹凸不平，互相嵌插，又是耳状关节面。活动硬块有 1 ~ 1.5cm 长，有的达 2 ~ 2.5cm，均能清楚触及到。

（2）治疗：骶部这种肌筋的损伤，多采取拇指或掌根复贴（图36）、理筋法。早期轻度复贴、理筋，使隆起部位复平，症状即有明显好转，同时外敷活血止痛药，4 ~ 5 日即可消肿愈合。陈旧性者前两次可采用重一些手法复贴、顺筋、热敷等。复贴手法隔日 1 次。在治疗期间，不要做弯腰、下蹲取物等动作，也不要用暴力扭转身体。

3. 腰骶关节损伤

（1）症状与诊断：腰骶急性扭伤一两天后，腰骶横贯性疼痛，偶尔放射至腰的深部，重者肿胀、压痛明显。慢性疼痛，在局部能触摸到麻束样喀嚓声感。急慢性损伤，都有弯腰时疼痛或腰部活动受限等。这种损伤，久坐腰臀部酸胀疼痛，影响工作或生活。

（2）治疗：急性者用轻度复贴法，即拇指或掌根顺压复贴。药用加强活血、消瘀、止痛，隔日手法治疗 1 次。周内即可愈合（图37）。

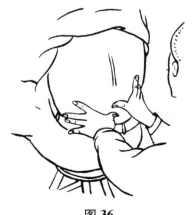

图 36

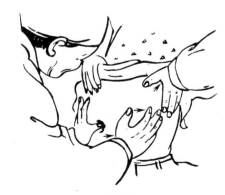

图 37

慢性损伤的治疗同上，用复贴复位法，但稍用力，以在局部按压、旋转、捻揉为主。亦可附以活血、消肿、止痛药。

先天性骶椎裂，触诊有一纵向沟槽，腰椎骶化症触之有横向（腰骶关节）沟槽，正常关节触之微小，应予以区别。

4. 臀上筋出槽

（1）症状与诊断：臀上筋出槽，多有外伤史，20 岁以上的年长者多见。弯腰，上身向健侧扭转受限，起坐困难或无力感。触诊检查，在骨边穴的近区内，可触摸到一高起滑动的绳索样物。触压时感到疼痛、麻木、酸胀等，早期可触

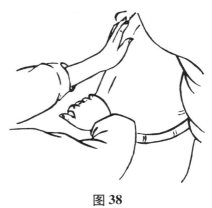

图38

摸到原筋之沟槽感。陈旧性的，也可触摸到一绳索样物，但较粗，触之钝厚，活动范围不大，这是由于出槽后粘连的缘故。压痛胀麻感轻度，有时伴有向患侧下肢放射性麻感。

（2）治疗：病人端坐方凳上，两脚分开与肩等宽，双手扶膝，医生坐在病人背后，用拇指触摸到滚动、高起的绳索样物后。一拇指向上推紧，另一拇指向原槽按压，顺于槽内。再顺向按压几次，使周围组织舒松。复位后自感症状好转，两三天后，疼痛会逐渐消失。

在手法治疗的基础上，辅以有效药物内外用均可，效果更佳，及时治疗一般周内可痊愈（图38）。

四、下肢肌肉损伤

（一）大腿内收肌的损伤

1. 症状与诊断　大腿内收肌损伤，如内收长肌和内收大肌。由于暴力外展、蹬空、跳皮筋、踢球等造成的损伤。伤后一般感觉不适，疼痛不大，但过一两天后，由于局部瘀血或有炎症，疼痛加重。走路时伤肢稍向前方外展，整脚掌落地，迈步脚掌平行前进，走步疼

痛，压痛明显，没有红肿，触摸伤部肌筋发紧，钝厚变硬，或条束状隆起，多表现于腹股沟下部。

2. 治疗 病人仰卧或站立，两脚分开，医生站在患侧或蹲下，用拇指或一手四指触摸，找到损伤部位后，按压疼痛之肌肉或隆起的肌束，用分筋法左右分拨或轻度按压。仰卧时，单手四指或拇指置按于隆起部位，另一手握住患侧膝部，提起屈膝屈髋，置于患处的手指可顺势分拨或按压，反复 2～3 次手法治疗后，症状即能明显消失。治疗 3～4 天，一般四肢不作外展、踢球、跳皮筋动作，周内即可痊愈。如配合内服活血止痛药，则疗效更佳。

（二）缝匠肌、股直肌损伤

缝匠肌和股直肌的损伤，除暴力击伤外，多见于平时缺乏锻炼，偶尔长跑跳跃或用铁锹不当，或打篮球、踢足球、练武功致伤。损伤重者有持久性的疼痛，缝匠肌损伤多见。

1. 临床症状 缝匠肌损伤后，局部多肿胀，触摸变硬，一般肿块范围较大，压痛明显，伤后骨前部有酸胀痛或不适感，走路跛行，迈步疼痛加重。重者不能走路，瘀血肿胀明显，直腿抬高受限。

2. 治疗 急性损伤，如不及时治疗，可持续性疼痛。初期肿胀疼痛严重，一般不在损伤局部用手法，应在损伤周围用双拇指推散瘀血，配合口服活血止痛药和外用洗药，以散瘀、活血、消炎、止痛，还可以用 1 号外用洗药熏洗。

熏洗时，将药用纱布包好，用静瓷盆放药，用火煮沸后熏洗。一日 2 次，每剂可用 3 次，3～4 次日可消肿，周内痊愈。

（三）小腿后肌群损伤

1. 症状与诊断：小腿肌群损伤，除直接暴力击伤外，多由持物走步蹬空、猛力前踢而伤。蹬空能使肌群急剧收缩拉伤肌肉，重者肿胀范围较大，次日皮下充血，触之变硬，压痛明显，走路困难疼痛。

2. 治疗：

（1）急性：用手掌轻捋患部，三日后用 1 号外用洗药，方法同前，口服活血止痛类药，一周肿胀瘀血即可逐渐消散。如不及时治疗，多结硬块，恢复时间较长。

（2）慢性：可用双手掌在小腿肌的两侧抖动揉搓，2～3分钟后，一手掌沿小腿后肌群向下轻捋几次，或用单拇指分筋法分拨粘连部位。仍有酸胀痛者，可用4号药熏洗，日2次，先用3～4天，并隔日手法治疗1次，1周即可痊愈。治疗时，患者坐位或俯卧位均可。

（四）膝关节半月板软骨损伤

1. 症状与诊断：多有剧烈运动，关节突然内、外旋及撞击和明显的外伤史。伤时病人自觉膝关节内有撕裂响声，疼痛，关节内血肿。由于软骨的撕裂产生了关节腔的紧张，伸屈活动受限等关节的交锁和不能活动现象，在损伤软骨关节囊的附着处，有轻度红肿和压痛，有的可因出现周期性交锁，使伤肢既不能伸，又不能屈曲。损伤久而较重者有的出现关节腔肿胀积液。先天性软骨畸形伴损伤者，多出现股四头肌萎缩和凤头髌，这一症状多由半月软骨损伤造成。

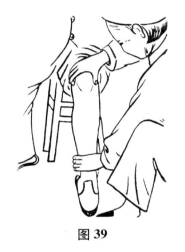

图39

2. 治疗：治疗半月软骨损伤，病人仰卧在治疗床上，或坐在方凳上。医生站在患侧，一手握住踝部，另一手拇指按压损伤部位的关节缝，握踝部之手，使小腿屈曲。根据内、外侧损伤部位，决定内收、外展、外旋、或内旋的同时，顺损伤部位的关节缝按压，使嵌顿隆起的部位复平。一般按压损伤部位的拇指下有滑动感，或轻度的响声，法后包扎固定，内服强筋骨药。（图39）

第五章

骨关节脱位性疾病治疗经验

一、下颌关节脱位

1. 症状与诊断　患者张口不能合拢，说话不清，流涎，有的患处局部肿胀酸痛，活动时多用手托住下巴。双侧脱位在颞弓下时，可摸到突出的下颌关节突。而在其后有一凹陷。单侧脱位者下颌向一侧歪斜下垂，可在伤处摸到关节突及下颌窝。

2. 治疗　患者坐在椅子上，稳定头部，术者立于患者对面。双侧脱位，术者拇指放置口外下颌支处（即大臼齿的外侧，以避免牙尖刺伤肌肉）。双食指中指置于下颌角的后面，无名指和小指置于下颌体外侧。双拇指向下压的同时向前推。余指将下颌上端推向后方，即可复位。传统复位均系双拇指置于口内大臼齿面复位法，我们多采用口外复位法，不仅可避免患者过度张口引起下颌关节软组织的再度损伤及痛苦，而且也有于卫生。双侧脱位也可用单侧复位法，方法同

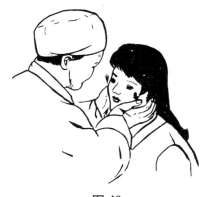

图 40

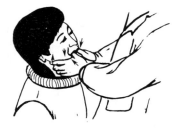

图 41

前。此法随时随地均可使用，既经济又方便。（图40、41）

二、肩关节脱位

1. 症状与诊断　肩部疼痛，功能受限，患者常以健手托住伤肢前臂。肩部外形呈方肩畸形。

触诊时肩峰下有空虚感。在腋下、喙突下、锁骨下可摸到移位的肱骨头。把伤肢手放在健侧肩部，其患侧肘关节不能靠近胸壁。如伤侧肘部靠近胸壁，则伤侧的手掌不能触摸健侧肩部。

2. 治疗　三人复位法：患者坐位，一助手由健侧双手环抱伤肩腋下，另一助手握伤肢腕肘部，向前下方牵拉，在逐步转为内收的同时，顺上肢直臂纵轴左右轻轻旋动。在两助手成相反方向牵拉的同时，术者立于伤肩外侧，一手掌用力推住肩峰，另一手指置于伤肢腋下，扒住脱位的肱骨头向外上扒托，即可复位。术者亦可在双手拇指置于肩峰推压的同时，余四指握住腋下肱骨头向外上方端起，即可复位。

复位后前臂用三角巾悬吊于胸前，屈肘角度以舒适为度。轻者固定1周，重者2~3周，后期功能锻炼。初期口服活血药物，但不可增加钙质类药。

三、肘关节脱位

1. 症状与诊断　肘关节脱位后，肿胀很快，瘀血肿胀，功能障碍。患者常用健侧的手托住伤侧的前臂，肘关节处于半屈曲的位置，肘关节后脱位时肘窝前可摸到肱骨端，肘后脱出部位特别高，可摸到鹰嘴突后突，肘部骨性标志的正常三点关系破坏。

2. 治疗　牵引屈肘法：患者坐位，助手握上臂，术者一手握腕部，另一手拇指抵肱骨下端向后推压，余四指钩牢尺骨鹰嘴，与助手对抗牵引，逐步屈曲肘关节，肘部屈至功能位，即可复位。包扎固定，口服活血止痛药类，3日后用1号外用药熏洗。轻揩患部。治疗

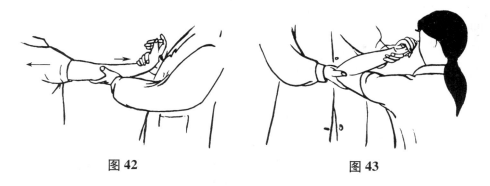

图 42　　　　　　　　　　　　图 43

如图 42、43 所示。

四、腕关节脱位

1. 症状与诊断　腕关节脱位，患者疼痛，有外伤史，关节周围肿胀，重者畸形，腕关节运动功能障碍。

2. 治疗　患者端坐，术者双手拇指置于腕部，余指握患者掌部，在拉、摇、抖的同时，顺即将脱位的诸骨复位。包扎固定 3 周，第 3

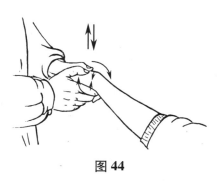

图 44

日用 1 号外用洗药熏洗患处及口服活血类药物，轻捋患部，促使瘀血早日消散。（图 44）

五、尺桡关节分离

1. 症状与诊断　前臂旋前或旋后活动受限，疼痛，偶有弹响，腕关节背屈下压疼痛加重，患手不能端举重物，腕无力。尺骨小头向掌侧或背侧移位，前臂远端变平、变宽。指压尺骨小头有浮动感或"沙沙"作响声。

2. 治疗　手法复位，以右手桡尺远端分离为例。患者掌心向下，伸平患臂，术者右手拇、食二指分别捏住桡骨远端的背侧和掌侧，余三指扶持手掌桡侧鱼际部，左手食指半屈曲，以末节的桡侧顶住尺骨小头，拇指扶持尺骨小头的背面，嘱病人放松前臂。如尺骨小头向掌侧移位，医生用自己的两手腕关节活动带动病人腕关节顺时针做环转活动，同时右手固定桡骨下端，左手食指末节顶托尺骨小头，和拇指协同将尺骨小头向桡骨靠拢，有时可听到复位响声，或下压尺骨小头以无浮动感，说明桡尺关节远端已复位。如尺骨小头向背侧移位，则以逆时针方向做环转活动，在活动过程中，在尺骨小头向下压时将尺骨小头向桡侧靠拢，复位后病人即感症状明显减轻。复位后包扎固定1周。陈旧性复位后包扎固定2~3周，同时内外用伤科药。

六、桡骨小头脱位

4岁以下的幼儿，桡骨小头发育尚不完善，环状韧带松弛，极易在携拉手臂时，造成桡骨小头半脱位。

1. 症状与诊断　幼儿哭闹，前臂不能旋后，肘关节不能自己屈曲，伤肢不能上举。前臂常处在旋前和半屈曲位。被动屈肘和指压桡骨小头部位，明显疼痛。

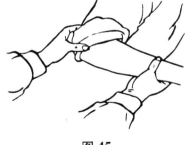

图 45

2. 治疗　患者屈肘，医生一手拇指压在桡骨小头上，另一手握住腕部，然后使前臂旋前（或旋后），拇指稍用力按压桡骨小头，听到或感到一声响即示复位（图45）。重者包扎固定2周后用1号外用洗药熏洗。

七、拇指掌关节脱位

1. 病因病理　拇指掌侧关节囊两边有屈拇短肌腱和籽骨附着，

当受伤后，掌骨头从关节囊的中间线比较薄弱处的裂口脱出，被卡在破裂的关节囊壁中与两侧屈拇短肌腱之间，这些都能增加手法复位的困难。

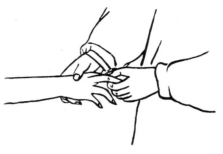

拇指掌关节脱位多见，患者多为青壮年，常见于打篮球，暴力作用伸手指时，造成掌指关节后脱位。

2. 症状与诊断　有外伤史，

图 46

患指疼痛向上（背侧）呈屈曲畸形，关节活动受限或功能障碍。

3. 治疗　术者用拇指与食指捏住患者拇指呈过伸位，做持续牵引。另一手拇指压在患者拇指基底部，并推向远端，与掌骨相对，然后屈曲拇指，复位即告成功。复位后要包扎固定 1～2 周，口服活血止痛药（图 46）。

八、胸锁关节脱位

1. 症状与诊断　患者耸肩、含胸，两侧关节不对称，后脱位时可有呼吸困难或发绀等症状，局部少见红肿热。多有胀痛，语言稍弱，吞咽困难。后脱位可摸到胸锁关节下陷。前脱位时锁骨近端向前上突起，搬动伤侧肩部时，可摸到锁骨内端有异常活动。

2. 治疗　患者端坐，医生站在患者背后，双手扳住患者的双肩，医生的一膝关节顶住患者的背部，在扳顶的同时将上肢后展，后脱位的即可腾起复位。

前脱位，患者端坐位，医生站在患者的对面，嘱患肢向侧前方向伸的同时，医生一手握肘部，另一手掌按压在脱位处的锁骨内端，交错拉推，向前脱位的关节即可复位，临床症状随之即可缓解或消失。复位后屈肘悬吊于胸前 1 周，口服强筋骨类的药。

九、肩锁关节脱位

1. 症状与诊断　患者多耸肩，肩关节酸痛，锁骨外侧方突起，局部肿胀，压痛明显，肩关节功能受限，上肢不能上举。在肩锁关节处可摸到横沟。指压锁骨外端时，可出现活动感。有些症状与肩周炎相似，有的患者被误认为肩周炎。

2. 治疗　手法复位，患者端坐，一助手双手环抱于患者腋下，固定患者的同时，医生一手握住肘部，用力向斜下牵拉顺时上托。另一手掌根部按压锁骨外侧端突起处，即可复位（在手法前先轻掉肩部肌肉，使其组织放松）。重者由肩到肘环绕包扎固定 2~3 周，内服接骨类药。

十、髋关节脱位

1. 症状与诊断　有强大的间接暴力外伤史，局部肿胀、疼痛，髋关节弹性固定于屈曲、内收、内旋及缩短畸形，股骨头粗隆向上移位。

2. 治疗　手法复位一：以左髋关节后脱位为例。患者仰卧于治疗床上，一助手两手按压两侧髂嵴固定骨盆。术者左手握住患肢踝关节上部，右手置于伤肢小腿上段后侧。第一步使伤肢髋膝关节屈曲、内收和内旋。第二步沿伤肢大腿纵轴做牵引，然后强度屈曲膝关节。第三步右手更换位置，改为扶住伤肢膝关节内侧，使髋关节外展外旋。第四步将整个伤肢逐步伸直。此法操作时，伤肢移动方向类似"?"。右侧"?"相反。

手法复位二：患者仰卧在治疗床上，以左髋关节脱位为例。医生站在患侧，左手握住伤肢大腿根部贴紧向外扳拉，此时握膝关节的手已转换推膝关节外侧为内收位。右手也改放在髋关节外侧向健侧斜上方推的同时，左手顺势下拉伤肢。当伤肢被推拉的同时，手下有"咕咚"响声感，便已复位。此法也适用于陈旧性髋关节脱位者。

手法复位三：（小儿髋关节脱位复位法）患者盘腿取坐位，医生站在患者背后，双手扶按患者肩背部，嘱患者尽量向前弯腰，术者趁患者弯腰的同时，顺势向前推压患者的肩背部，使患者上部过度前屈，使髋臼后移，股骨头即可自动滑入臼内。此法复位简单易行，可避免髋关节部再度损伤，患者痛苦小，适用于新伤后脱位。

髋关节复位后，有瘀血肿胀严重者，可包扎固定2～3周，口服活血化瘀类药物。

十一、髌 骨 移 位

1. 症状与诊断　髌骨移位，一般多向外上方脱出，膝关节常处于半屈曲位。行走困难。用手摸时，可触及髌骨移至股骨外髁上方，内侧筋强。关节囊破裂后，关节内有积血。

2. 治疗　手法复位，患者坐或仰卧在治疗床上，一手置于移位髌骨外上方，一手握住足踝部，先使伤肢稍屈曲，随时拔伸伤腿，推髌骨之手乘机按推髌骨使其复位。向下移位时，可用手上推髌骨，同时屈曲一次膝关节，即可复位。

复位后，可用绷带包扎固定膝关节于伸直位。10天后可打开固定，用1号外用药熏洗患处，并适当按摩使其消肿。一般固定2～3周。肿胀消除以后，开始踝关节、髋关节主动运动，渐至膝关节。不要过早负重，应经常保持温暖。口服药可给予活血化瘀药类。

十二、腓骨小头脱位

1. 症状与诊断　患者行走困难，多持拐走路，患侧膝部呈屈曲状。行走时脚不敢用力，腓骨小头部高起、肿痛，膝部活动受限。用大拇指按压腓骨小头浮动，腓骨小头靠胫骨侧凹增大，压痛明显。

2. 治疗　手法复位，患者端坐于椅子上。医生站在患者伤侧对面，用双下肢小腿夹持患者小腿中段，在用牵引力的同时，医生双手掌环抱患者膝下部，顺时针摇旋，一手拇指置于腓骨小头突起部。在双手下肢夹持牵引，双手摇旋膝部的同时，如置于腓骨小头的拇指下有腓骨小头滑动，复位即告成功。复位后患者的症状可立刻消失。重者包扎固定1周，口服活血止痛药3日。

十三、踝关节脱位

1. 症状与诊断　受伤后足部肿胀、疼痛、不能运动。向外脱出，则足向内弯，外踝隆起，向内脱出，则足向外弯，内踝隆起。

2. 治疗　手法复位，患者坐在治疗床上，助手双手拉住小腿骨，医生一手拿其患肢足跟。另一手拿其足面，一拇指

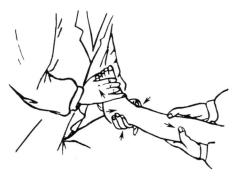

图 47

按压突出之骨。在与助手相反方向牵拉的同时，摇踝关节 2~3 遍。在摇、拉及拇指下压的情况下，即可复位（图47）。复位后要求与健侧关节宽窄相等，包扎固定 2~3 周。1 周后打开，1 号外用药熏洗。4 周后开始适当功能锻炼。

十四、第 5 跖骨脱位

第 5 跖骨基底部与骰骨连结。足跖部扭伤伴第五跖骨错位系常见病。

1. 症状与诊断　多因不慎扭伤所致，症状同踝部扭伤相同，局部明显肿胀、疼痛，皮下瘀血，跖骨基底高起、畸形，功能受限，不能行走。

2. 治疗　手法复位，患者端坐，医生坐于患者对面，助手拉住患者小腿，医生一手牵拉跖骨，使其足稍呈外翻位，同时另一手拇指置于突出部位，用力按压即可复位。复位后用绷带包扎固定 2 周，口

服活血化瘀药类。

十五、趾关节脱位

1. 症状与诊断　趾关节脱位的情形，大致与手指关节脱位相同，多向背侧脱位。多因外来暴力，如跌倒、踢撞等所致。脱位后可看到畸形，骨端突起，足趾缩短，局部肿胀疼痛，行动不便。

2. 治疗　患者端坐位，将伤肢放在方凳上，医者坐患者对面，用一手拇、食指拿伤节之上下，拔伸突出之骨对捏，如听到响声及手指下有滑动感，即已复位。复位后检查其能否屈曲，隆起畸形是否消失。伤筋重者，可包扎固定 2 周，口服活血化瘀药类一周。

十六、腰椎小关节错缝

中医称之为"闪腰"，多由于轻度的急性腰扭伤或弯腰起立时发生，使脊柱活动受限。伤后即发生腰部疼痛，难以忍受，动则加剧。

1. 症状与诊断　多有腰部扭伤史，或弯腰取物、搬物在直腰的过程中突发病史。伤后腰部疼痛如折，不敢活动，走路时挺腰屈髋屈膝，板状腰。肌肉痉挛，紧张。腰部活动受限。检查触诊时腰椎患部有棘突偏歪，压痛明显，无放射痛，压痛点多在腰 4～5、腰 5 骶 1 处，椎旁有深压痛。

X 线检查：可有腰椎曲度变直或反向，侧弯、椎间隙宽窄不等。但以临床体征和手法检查为主。

2. 治疗　治疗以拇散、按贴法缓解肌肉的紧张疏通气血经络后，施以坐位侧扳、坐位提拉推按法、侧卧斜扳法、俯卧侧扳法均可选用。要根据患者的病情以及容易接受的体位和相适应的手法进行治疗。这样，避免了患者惧怕他人搬动的恐惧心理，使腰部的肌肉易于放松，能良好的配合，才能获得满意的疗效。

3. 注意事项　治疗后要卧床休息，以免在短期内患病复发的可能。忌用揉法，3 日后局部可热敷或口服活血化瘀消肿止痛药类。

十七、骶髂关节损伤错缝

1. 症状与诊断 患者大多有外伤史，下腰部疼痛，或单侧臀部疼痛，有的放射至膝部甚至踝部，抑或伴有坐骨神经样疼痛，患侧骶髂关节周围有肌肉紧张感，下肢不能负重、行走需人搀扶或跛行，病程久者可有患肢麻木感。弯腰、翻身、仰卧等可引起疼痛加重而动作困难，不能坐低凳、坐位患肢不能抬起穿鞋袜。咳嗽、打喷嚏时腹压增高，可引起疼痛加剧，自觉患肢有延长或者短缩。

触诊检查在骶髂关节处突起，外侧缘上、下可摸到硬结块感或条束感，局部有压痛，叩击痛，与健侧对此，两髂后上棘处有凹陷或凸起，4字试验骨盆分离试验均为阳性。患侧髂后上棘处凹陷、下肢变长，为前错型；患侧髂后上棘处凸起下肢变短，为后错型。

X线检查：骨盆片一般无明显变化，陈旧性损伤者，可见骶髂关节上、下边缘出现骨质增生或关节密度增高等现象。

2. 治疗 本病的治疗以手法治疗为主，先在局部进行松解，如掌根按压贴揉法，以疏通经络，缓解痉挛，然后施以治疗手法。视前、后错位型分类，患肢长者，屈髋，屈膝内收，内旋法；患肢短缩者，屈髋屈膝外展，外旋法；若双肢等长者，可行俯卧位患踝牵引，推送压骶髂法。

3. 注意事项 屈髋时动作要柔和、不能用力过猛，要取得患者的配合。骶髂关节前错的类型，手法治疗后要屈髋屈膝位休息，（仰卧或侧卧）站立行走时要足尖向内。

第六章

外伤性骨折治疗经验

一、齿状突骨折

1. 症状与诊断　齿状突骨折，一般轻度前移位或左、右移位，有外伤史。骨折后，头部运动功能受限，局部疼痛，压痛明显，四肢麻木无力酸胀痛，重者高位截瘫。霍夫曼征呈阳性，握力下降。椎体前移位时，头向前低。左或右偏移时，头侧歪，能触及有隆起部位。X 线正位开口片，显示左或右偏移，齿突两间隙不等。侧位 X 线片显示明显错位。

2. 治疗　扶患者坐位，医者站在患者背后。当骨折后，齿状突前移位伴寰枢关节脱位时，医生一手拇指置于枢椎棘突部位，另一手置于下巴部位，在助手向上牵引头部的同时，医生两手呈相对方向推扳，即可复位。用力不要过猛，视伤情而施法，不要急于求成。复位后用围脖固定，1 周复诊，4 周即功能稳定，6 周后视愈合情况适当增加头部功能锻炼。手法复位后，可口服接骨类药（图48、49）。

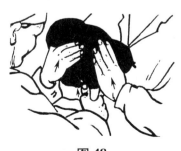

图 48

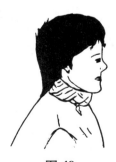

图 49

二、下颌骨骨折

1. 症状与诊断　有外伤史，下颌骨折后，呈张口状不能合拢，说话不清，口流血水，嘴唇瘀血肿胀疼痛，骨折部位牙齿高低不平。触诊时有骨擦音。X 线片显示骨折处明显。

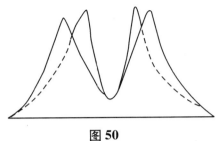

图 50

2. 治疗　患者坐在椅子上，助手稳定头部，医生站在患者对面，用一手拿住下颌体的两侧，徐徐向前牵引，另一手摸准错位方向，左、右或上、下或压或端，左、右推顶等，即可复位，但手法要轻。复位后牙齿已对齐，隆起已复平，用四头带包扎固定（图 50、51、52）。4 周内吃流食，口服接骨药物。前 2 周 3 天复诊 1 次，以后根据愈合情况决定复诊日。

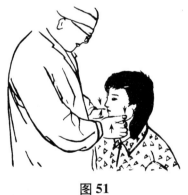
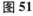

图 51

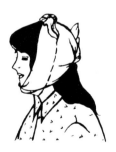

图 52

三、锁骨骨折

1. 症状与诊断　锁骨骨折后，局部肿胀隆起疼痛，能触摸到骨折错位处的棱脊及骨擦音。患者低头含胸，健手托持伤肢及功能障碍等一系列症状。X 线显示，有明显的骨折线或错位。

2. 治疗　患者端坐在方凳上。医生站在患者背后，一手把住患者的患侧腋部向上后外方托扳的同时，另一手拇食指二指上下拿住锁骨骨折处进行对位，两手必须协同工作。对位后，用锁骨固定带或用后"8"字绷带和肩跨"8"字绷带固定。在固定绷带前，减一半月形纸板垫在骨折处，以稳定对位后的骨折部位。半月形厚纸板剪好后，包一层药棉，外用绷带缠好后再用，以免纸板损伤皮肤（图53、54、55、56）。

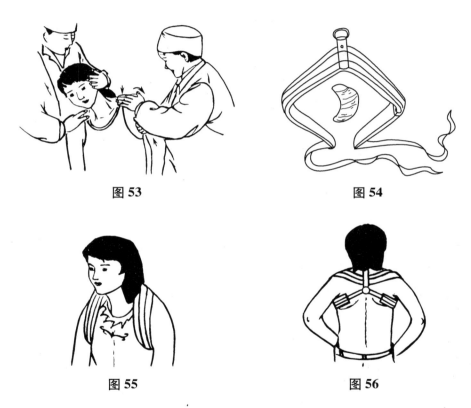

图53　　　　　　　　　　　　　图54

图55　　　　　　　　　　　　　图56

四、脊柱骨压缩性骨折

1. 症状与诊断　脊柱压缩性骨折后，一般局部肿痛，压痛明显，功能障碍，严重者伴有向后移位后凸畸形等。当脊髓横断，神经损伤严重时，即能造成截瘫，大小便失禁，功能丧失。骨折后压迫脊髓、神经根时，也能造成功能障碍，损伤的部位越高，影响功能部位越大。如颈椎骨折造成的骨折影响四肢功能，胸腰椎骨折造成的截瘫，损伤水平面以下的功能丧失等。因此椎骨压缩性骨折造成截瘫的患者，久之肌萎缩，有的肌痉挛，有的肌松弛，有的足下垂或爪形掌等。X 线片示有明显的椎体压缩。

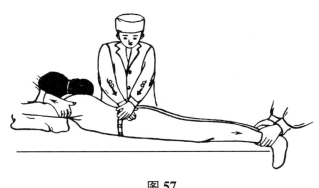

图 57

2. 治疗　椎体压缩性骨折，伴后凸畸形者，应尽早手法复位治疗。颈椎复位手法：根据损伤轻重的程度，选用坐位或者是俯卧位，用手法牵引，拉开损伤部位挛缩紧张的组织和骨质破坏处的重叠关节。在牵拉的同时，术者在骨折错位处进行手法复位。能用轻度手法复位时，不用重手法。

操作一定要轻柔仔细。复位后应包扎固定卧床休息及对症药物治疗（图 57、58）。

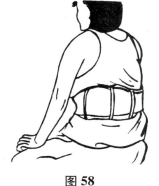

图 58

包扎固定需要根据人体的胖瘦用固定带，或用宽纱布围腰绕 2 圈后打结也可。

3. 简易固定带的治法　先将纱布剪好，再用 2mm 厚的纸板剪成 40mm 长，宽 120mm 或 150mm 4 块，成叠后用一层药棉包裹纸板，沿脊柱的纵轴方向，包入宽纱布中，再包扎固定。棉包纸板应放在脊柱的骨折处。初期给予活血化瘀药，中期再用接骨药。

4. 观察护理　严重的骨折，应注意护理，随时观察患者的病情有无变化，如有异常应及时治疗。一般骨折，初期每日复查 2 次病情的变化和包扎松紧程度，以矫正体位的变化或不适之感等，中期每天 1 次复诊，或 2 天 1 次复诊即可；后期在一个半月后，应扶患者下床适当进行功能锻炼，功能锻炼期应根据患者骨质再生的能力而定，不可强行。

5. 医案

赵某某，女，30 岁，天津市工人。1989 年 8 月份从高处摔下，臀部坐地。当地医院诊断腰 4、5 和腰 5、骶 1 椎间盘脱出症，腰 3 前沿骨折，右下肢酸胀麻痛。1989 年 12 月 12 日，来我院入院治疗，病历号 1107 号。触诊，腰 4、5 椎压痛明显伴有向左下肢放射性麻痛，肌张力下降，拇趾背肌力下降，Babinski 征（－），棘上触之发音。X 线片示：腰椎生理曲线尚好，腰 4、5 椎间隙变窄，腰棘突偏歪，腰 1~4 椎体扭向，腰 3 前沿陈旧性骨折，腰 4、5、和腰 5、骶 1 后角有絮状暗影，先天性骶 1 裂，左肋骨先天性缺少 1 个。腰背痛 3 个月。诊断同前，伴风湿性脊柱病。经压、侧扳两法治疗，于 1990 年元月 15 日功能恢复，症状消失出院。随访 1 年半无复发。

五、肋 骨 骨 折

1. 症状与诊断　前胸肋骨骨折后，局部肿痛，压痛明显，重者胸肋部有下陷或隆起的变异现象，触诊有骨擦音，呼吸时疼痛，咳嗽时剧痛，喜两手轻压伤部，走路迟缓，转身困难，重者卧床不起。

后胸肋骨骨折时，喜两手卡腰缓行，或侧卧位。触诊时，有骨擦音，骨折错位部有明显的突起或下陷。X 线片可见明显骨折线。

2. 治疗　根据损伤部位的不同可选用不同的治疗手法。以前侧部肋骨骨折为例，患者端坐在方凳上，医生站在患者侧后方，嘱患者将患侧的上肢举起后扳住颈部的同时，另一手掌推骨折下方的部位，两手对抗牵拉，尽量达到顺肋骨生理走行方向缓缓施法。此法能将陷者复起，突起者可用手掌轻轻下压复平。治疗如图 59、60、61 所示。

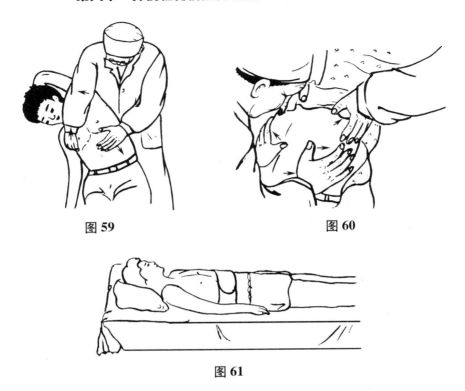

图 59　　　　　　　　　　　　　图 60

图 61

　　骨折复位后，可在宽纱布内包上一条约 10cm 左右宽、40cm 长、2mm 厚的纸板包扎在骨折部位。纸板的大小可根据损伤部位的大小而定。同时口服接骨药。

六、肱骨外科颈骨折

　　1. 症状与诊断　　外科颈骨折后，一般局部有瘀血肿胀，疼痛，上肢功能障碍，稍有触动上肢即感剧痛。健手喜托持伤肢，含胸走路。肿胀不重者，可见骨折处下陷，触诊有骨擦音，本病应注意与肩关节脱位相鉴别，在未确诊前，禁止活动上肢和抬举、旋转等。X 线片可助诊。

　　2. 治疗　　嘱患者坐在方凳上，助手二人，一助手用纱布 1 米从患肢腋下穿出适当用力向上牵拉，同时另一助手向下牵拉前臂即两助手行徐徐对抗牵拉。此时医生双手拿住骨折部位，外展型，用双手拇指轻轻推压的同时，余四指将远端骨折处向外挤压，双拇指和余四指向恢复解剖位做对抗性的挤压，即可复位。此手法要在牵拉骨折位重叠解除后进行，手法不宜过重。内收型与外展型遵其手法即可（图62）。

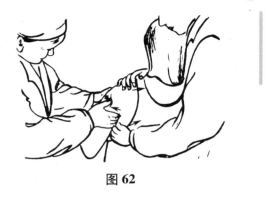

图 62

　　骨折对位后，用超关节夹板固定。如瘀血肿胀过重，一般 1 周内复查为宜。固定后，将患肢前臂悬吊在胸前即可（图 63、64）。

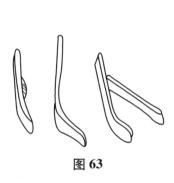

图 63

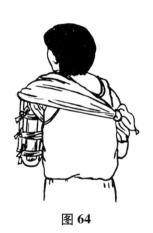

图 64

七、肱骨干骨折

　　1. 症状与诊断　肱骨干骨折后，一般有瘀血肿胀，疼痛，伤肢功能障碍，畸形，健肢喜托拿伤肢，含胸走路。触诊，压痛明显，有骨擦音，骨折处如关节样活动。X 线片可助诊。

　　2. 治疗　患者坐位，一助手双手握住伤肢上部，另一助手牵拉伤肢下端，拉至骨折线呈水平线时，医生双手稳住骨折部位，手指力点在突出的一方呈相反的方向挤压，在挤压的同时，左右两侧的手指适量稳定骨折线部位，便可顺利复位（图65）。复位后能触及突起复平，陷者复起。然后用准备好的夹板、固定垫等，进行包扎固定，将伤肢前臂悬吊胸前（图66）。一般症状无变化时在1周内复查。口服活血化瘀药10日，日后给接骨续筋药，连服3周。6周后根据骨痂愈合情况适当进行功能锻炼，热敷或用1号外用洗药。去夹板时间一般在4周至6周，也可根据功能恢复情况而定。

3. 注意事项　骨折后禁止将伤肢随意旋转或做无准备的抬举等动作。在没有弄清楚骨折类型时，禁用反折手法进行复位，以免造成不必要的损伤。

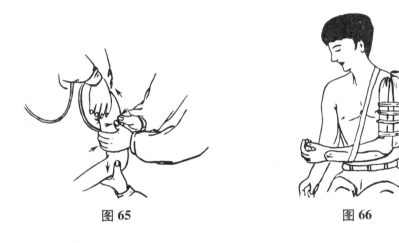

图65　　　　　　　　　　　　图66

八、肱骨髁上骨折

1. 症状与诊断　髁上骨折后，肱骨远端后侧多有下陷畸形，肘关节伸屈功能障碍，肘部瘀血肿胀，压痛明显，触之有骨擦音，健侧手好托拿伤肢前臂。错位者畸形，未移位者肿胀、疼痛。X线片可助诊。

2. 治疗　嘱患者端坐位，一助手站在患者背后，双手握住伤肢肱骨上部做牵引，医者嘱患者屈肘的同时，双手握住骨折处顺势下拉，在与助手呈对抗性牵引的同时，用拇指将突起错位的远近端挤压复平。此时肘关节不要伸直，取备好的夹板和固定垫进行包扎固定，悬吊于胸前，包扎松紧度要适宜（图67、68）。1周复查1次。

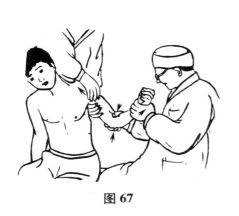

图 67

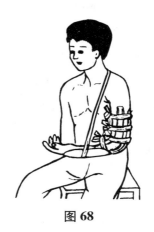

图 68

先用活血化瘀药1周，后用接骨续筋药3周，根据骨痂的生成情况，决定每天用1号外用洗药熏洗或热敷。4周复查时根据情况医生可作1次伸屈法，以后类推。以免后期功能锻炼困难。

根据病情4~6周可去夹板，增加功能锻炼。

肱骨内，外髁骨折，可屈肘将移位的骨折整复后加垫，用绷带包扎固定，将伤肢悬吊胸前，1周复诊1次。一个半月骨痂形成后进行功能锻炼。

鹰嘴骨骨折，将上肢伸直，不能屈肘，手法对位后包扎固定。1周复查1次。一个半月后待骨痂形成后增加功能锻炼。以上骨折整复后，均可配合口服活血止痛化瘀药。

九、前臂双骨折伴桡骨头错位

1. **症状与诊断**　前臂双骨折伴错位时，前臂多有严重的瘀血肿胀，畸形，疼痛，多处骨擦音，功能障碍等，患者健侧手托拿伤肢含胸慢步行走，稍动伤肢则剧痛。触诊时断端有似关节样活动感，伴有骨擦音。肘关节呈半屈曲状态，不能伸屈，肘外侧较正常的明显突出。骨折错位后，骨间隙有明显改变。X线片可助诊断。

2. **治疗**　患者坐位，二助手牵拉患肢两端，医生用双手握住肘关节处，在两助手牵拉的同时，医生双手轻轻外展肘部，同时用拇指挤压突起的桡骨头，即可复位。桡骨头复位后，医生双手再握住骨折部位，但尺、桡骨断端两侧不加力，以防骨间隙改变。此时两助手将前臂牵拉呈掌心向上位，医生双手拇指在上，余指在下。此时医生拇指轻轻下压，待骨折线对位后，在下余指慢慢向上提起即可复位。在做此法时，双拇指要注意分骨（图69）。以保持骨间隙。如不是相等位的前臂双骨折，尺骨骨折线靠上，桡骨骨折线靠下时也可先接尺骨，然后再接桡骨。这两种接法，一般都是将桡骨头复位稳固后，再进行接骨。

　　复位后用备好的夹板进行包扎固定。固定时屈肘，先将肘关节用绷带包扎后，再用夹板固定，在骨间隙的上下面要加圆柱形的分骨垫，以防骨间隙改变。包扎固定松紧要适宜，然后将伤肢悬吊在胸前（图70）。1周复诊1次。如对位良好，不要随便将夹板打开检查，但可随时注意包扎的松紧程度和体位的变化。10日内均给活血化瘀药。2周后再考虑使用接骨续筋药。功能锻炼时间，可根据骨痂的再生情况而定，一般在一个半月后才可进行功能锻炼。在功能锻炼期可用1号外用洗药熏洗辅助治疗。

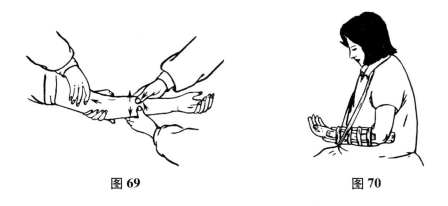

图69　　　　　　　　　　　　　　　　　图70

十、桡骨远端骨折

　　1. 症状与诊断　骨折后，瘀血肿胀，疼痛，明显畸形，功能障碍，触诊有骨擦音。患者喜欢屈肘和用健侧手托拿伤肢。身体虚弱者，面色苍白，心率过速，恶心等。X 线片有明显的骨折线及错位。

2. 治疗　患者坐位，医生一手握住伤肢的拇指与患者呈对抗性的牵拉同时，另一手置于患肢两侧，将突起的部位推压复平，如远端向桡侧移位时，推压点可放在突起部位，即可复位（图 71）。

复位后，用准备好的夹板包扎固定，将伤肢悬吊于胸前（图 72）。

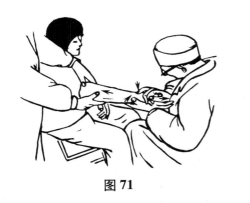
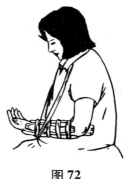

图 71　　　　　　　　　　　　　　　图 72

2 周内口服活血化瘀药，从第 3 周起，连服 4 周接骨续断药。6 周后可适当进行功能锻炼。

十一、腕舟状骨骨折

1. 症状与诊断　骨折后多不移位，局部有明显肿胀、疼痛，压痛明显，腕部活动时疼痛加重。骨折类型多是横断，分中端、近端 1/3 处和远端 1/3 处骨折，X 线片有明显的横断骨折线，多不见移位。

2. 治疗　舟状骨骨折后如不见移位现象，一般软组织损伤初期不进行手法治疗，但要进行包扎固定，并口服接骨续筋药。成年人石膏包扎固定时间，一般在 6 周以上，才能适当进行功能锻炼。连续服药也要 1 个半月。如不重视，可造成腕部长时间疼痛和腕部无力等。所以即便是轻度移位，也要尽量对位后再包扎固定，一般不用夹板。

十二、指骨骨折

1. 症状与诊断　指骨骨折后，临床表现主要是瘀血肿胀，疼痛，畸形，功能障碍等。

2. 治疗　医生的拇、食二指放在骨折指骨的两侧或是上、下面，应根据骨折移位的情况而定。骨折部位如有重叠现象，医生可用拇、食二指牵拉至骨折线平行的同时对位（图73）。

骨折对位后，要制作小夹板包扎固定（图74）。口服接骨续筋药，一般固定4周以后，根据骨痂生成的情况再适当进行骨折两端关节的功能锻炼。因为此类小骨干骨折，离骨干两端关节较近，长时期的夹板固定，易影响功能的恢复。因此4～6周期间，医生对伤肢的邻近关节要进行伸屈手法的治疗。在进行伸屈手法时，一定要稳定住骨折部位后再进行，并要由轻到重，不可强行。

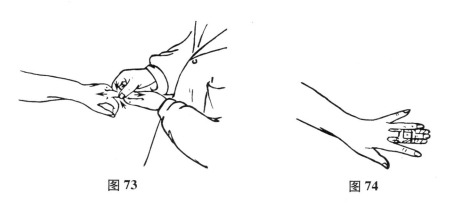

图73　　　　　　　　　　　　　　　　图74

十三、股骨颈骨折

1. 症状与诊断　股骨颈骨折后，一般局部瘀血肿痛，功能障碍，伤肢不能屈伸而呈半屈曲状态，稍触动则伤肢剧痛。触诊时有骨擦音。纵轴击打足跟部时，伤部疼痛。错位时，局部有畸形。骨折后向上移位时，伤肢缩短；向下移位时，伤肢增长。X 线片，可见明显骨折部位。

2. 治疗　患者仰卧，以向上移位为例，一助手双手抓住患者双腋向上牵拉，同时另一助手用双手握住患者伤肢踝上部向下牵拉，为避免骨折线的摩擦，医生可顺势用一手扒住股内侧最上部向外扳拉，然后用另一手掌部放在股骨粗隆部向内推压，以稳定骨折线（图 75）。对位后，两腿

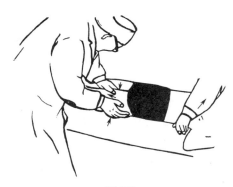

图 75

长短相等。再用 2m 医用纱布在大腿根部交叉进行包扎，稳定足及下肢功能位（图 76）。必要时加牵引架，口服接骨续筋药。3 天复诊 1 次，6 周后 1 周复诊 1 次。2~3 个月内根据骨痂再生情况，可考虑功能锻炼。

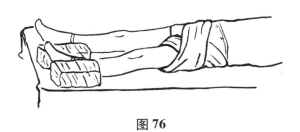

图 76

包扎固定后，仰卧 8 周，不可坐起，利用活动便床接大小便。2 个半月至 3 个月时，可考虑半起半卧式，根据骨痂的形成，决定坐位用饭。经常注意伤肢体的变化和摩擦、练功等。以后再视骨痂的愈合情况，如嘱患者屈膝，医生用手掌握住患肢足跟部的同时，患者可用力向下蹬医生的手，如蹬力很大，伤肢又能伸屈自如，可考虑持双拐下床适当步行功能锻炼。再根据功能的恢复和症状的消失及患者行走的稳定性，决定用一个拐还是去掉双拐等。

股骨颈骨折和粗隆间骨折，如均未见移位现象，除手法治疗固定

外，可照以上办法治疗和护理。对此类骨折，只能拍照 X 光正位片，以防骨折处由于拍 X 片而错位，给治疗造成不利。

十四、股骨干骨折

股骨干骨折，以外伤性多见。如重物的撞击，由高处坠下摔伤等。

1. 症状与诊断　股骨干骨折后，一般局部瘀血肿胀、疼痛、畸形、功能障碍等。触诊时，伤处压痛明显，有骨擦音，似关节样活动，高低不平等。X 线片有助诊断。

2. 治疗　患者仰卧位，一助手双握住踝部向下牵拉，同时另一助手稳定上肢，呈对抗性的牵拉。同时医生双手握住骨折线部位进行对位（图77）。如重叠过多，患者肌肉丰满，肌力增强时，应在两助手牵拉的同时，医生用一手掌根部放在骨折线部位，从股内侧向外侧用力推至骨折处对位。口服接骨续筋药。

骨折对位后，用准备好的夹板包扎固定。股外侧所用的夹板要超髋超膝长；股内侧夹板要上至大腿根部，下过膝；股上、下面夹板长度，上至大腿根部，下过膝。后用长纱布带稳定在腿的两侧（图78）。卧床治疗8周。睡活动床，便于大、小便。

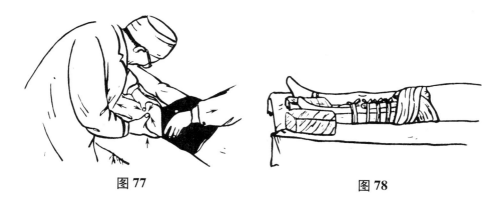

图77　　　　　　　　　　　　　　　　图78

3. 护理　初期随时观察体位的变化，矫正夹缚的松紧度。4周后，3天复诊1次，更换夹板用的缓冲棉。6周后，超膝关节夹板改短，按摩膝关节和其他瘀血部位。2 个半月后可适当屈膝、髋功能锻炼。根据骨痂形成情况，尽量 3 个月后下床再持拐锻炼。

4. 医案

（1）梁某某，男，32 岁，河北亦城县农民。

1989 年 3 月 26 日被物体砸伤，致左下肢粉碎性骨折，送往当地医院牵引治疗 15 天。1989 年 4 月 11 日送来我院入院治疗，病历号1058 号。检查：神清，一般状况良好。X 线片示：左股骨干中段粉碎性骨折，错位、畸形，瘀血肿胀疼痛，功能障碍。经手法矫正治疗，对位良好，夹板包扎固定，内服接骨药，50 天骨痂形成，症状基本消失，功能恢复。1989 年 6 月 12 日康复出院。

（2）岳某某，男，20 岁，平谷县工人。

1989 年元月 18 日重物砸伤左大腿及左踝关节，瘀血肿胀疼痛，下肢功能障碍、畸形。X 线片示：左股骨干中段斜行骨折，错位、畸形，重叠 5cm，成角。1989 年元月 18 日送来我院治疗，病历号 1030号。检查：神清，痛苦面容，左下肢功能障碍，畸形。X 线片诊断同上，足外旋。经手法矫正治疗，对位良好，夹板包扎固定，内服接骨药，40 天骨痂形成，功能恢复，症状基本消失，1989 年 4 月 13 日康复出院。

（3）可某某，男，12 岁，河北省三河县学生。

1989 年 4 月 1 日骑车摔伤，在当地医院治疗 16 天，诊断为左股骨干螺旋骨折。1989 年 4 月 17 日送来我院入院治疗，病历号 1060号。检查：神清，痛苦面容，伤肢瘀血肿胀痛，畸形，功能障碍。X线片示：左股骨干中段螺旋骨折，错位。经手法矫正复位治疗，夹板包扎固定，内服接骨药，28 天骨痂生成，5 月 26 日功能恢复出院。

十五、髌骨骨折

由于髌骨的位置浅表，可因外力的打击而发生粉碎性骨折，也可因股四头肌的猛烈收缩而发生横行骨折。有的跑步跪倒膝部着地而致髌骨骨折等。

1. 症状与诊断　髌骨骨折后，局部有瘀血肿胀痛，伤处压痛明显。横断形触之有沟槽或有骨擦音，膝关节不能伸屈，功能障碍。直腿免强能走，但不能持久。X线片有助诊断。

2. 治疗　患者伸腿平坐于治疗床上，医生用双手拇食二指置于髌骨的上、下部位的同时，一手从上向下，另一手从下向上沿肢体的纵轴对接。对

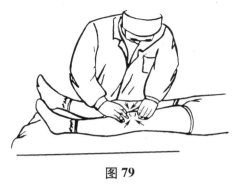

图 79

位后用备好的固定夹具进行包扎。直腿包扎后，不要屈膝，以防骨折部离位。因髌骨属游离骨块，无骨痂形成。口服接骨续筋药。初期 3 天复诊 1 次。2 周后，1 周复诊 1 次。6 周后 2 周复诊 1 次。2 个月后据情去夹缚适量增加功能锻炼。用 1 号外用洗药熏洗，日 2 次，有助于功能恢复（图 79、80、81）。

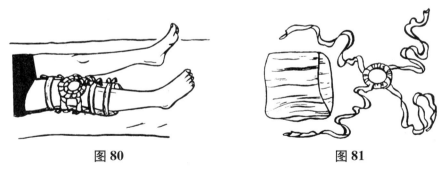

图 80　　　　　　　　　　　　　　图 81

3. 医案　杨某某，男，23 岁，北京市工人。

病史：1989 年 11 月 26 日，从 4m 高处摔下，当时送往就近医院拍 X 线片，诊断为左股骨干下 1/3 处骨折，髌骨骨折。左下肢瘀血肿胀疼痛，畸形，功能障碍，足外旋。1989 年 11 月 27 日送来我院入院治疗，病历号 1105 号。查体：神清，一般情况好，左股骨伤处可触及骨擦音，瘀血肿胀疼痛。X 线片示：左股骨干下段 1/3 处角形骨折，髌骨骨折，错位，畸形，功能障碍，足外旋。经用手法复位治

疗，夹板包扎固定，内服接骨药，4 周后骨痂生成，1989 年 12 月 30 日，症状基本消失，功能恢复出院。

十六、胫腓骨骨折

胫骨骨折多由外伤而致，是一种多发病，常见病。如物体的撞击、由高处摔下、旋扭过猛等，均易造成骨折。由于身体诸方面因素，也可见少年好发骨折，但少见。

1. 症状与诊断　骨折后，一般局部瘀血肿胀，疼痛、压痛明显，畸形，运动功能障碍。触诊，有骨擦音及高低不平的感觉。X 线片可助诊断。

2. 治疗　患者平坐在治疗床上，如有骨折伴错位时，一助手用双手稳定住患者的上身，一助手握住患肢足部呈对抗性牵拉，医生用双手握住伤肢，同时用拇指在突出点轻压复位（图 82）。螺旋形骨折伴错位时治疗，一般助手在向下牵拉的同时，将旋转畸形的伤肢，缓慢回旋至功能位，医生在助手牵拉，回旋的同时用握住骨折处的拇指在突起处下压复平，即对位。手法对位，以保胫骨为主，兼治腓骨。口服接骨续筋药。

对位后用夹板固定（图 83）。随时观察体位的变化和扎缚的松紧。2 周后，可改为 3 天复诊 1 次和增加膝、踝关节的按摩。6 周后可用 1 号外用洗药熏洗伤肢。8 周后可下床持拐功能锻炼，也是考虑去夹板的时期。

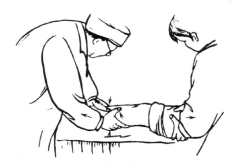

图 82

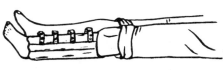

图 83

十七、双踝骨折伴错位

双踝骨折，多由于外伤性挤、压、砸及物体的冲击所致。

1. 症状与诊断　骨折后，局部瘀血肿胀疼痛，压痛明显，畸形，功能障碍，触之有骨擦音等。X线片可助诊断。

2. 治疗　患者坐位，医生双手握住骨折错位处，在下牵拉的同时，将错位突起的部位复平（图84）。口服接骨续筋药。

骨折对位后，用夹板进行包扎固定（图85）。3天复诊1次。4周后，1周复诊1次。6周去夹缚，外用1号洗药熏洗。8周后下地功能锻炼。

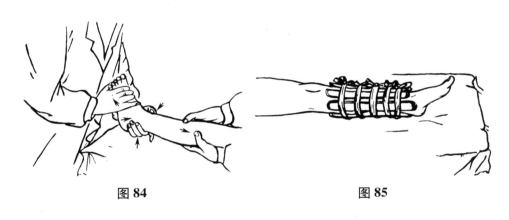

图 84　　　　　　　　　　　　　　　　图 85

十八、跖骨基底部骨折

跖骨基底部骨折，多因重物压、砸、挤和跑步突然外翻所致。

1. 症状与诊断　跖骨基底部骨折，局部多有瘀血肿胀，疼痛，功能障碍，畸形等。第2天瘀血散至整个足部，青紫肿胀。骨折处压痛明显，触诊时有骨擦音。第2~4跖骨基底部骨折，左、右多不易错位，因两侧均有相互关节紧固，上下则多易轻度错位。第1、4跖骨基底部骨折，多有上下移位。第5跖骨基底部骨折，外展错位多见。X线片可助诊断。

2. 治疗　患者坐在治疗床上，医生用双手或单手拇指、食、中三指，置于伤处足背、足底，上、下触诊检查，可感觉错位畸形及骨擦音。如有错位下压复平即可（图86）。如未发现骨折、错位，即可用绷带包扎固定（图87）。骨折口服接骨续筋药，1 周后如无外伤，可用 1 号外用洗药熏洗，一日 2 次，内、外用药连续 6 周。初期 3 日复诊 1 次，4 周后 1 周复诊 1 次。6 周去固定，下地功能锻炼。

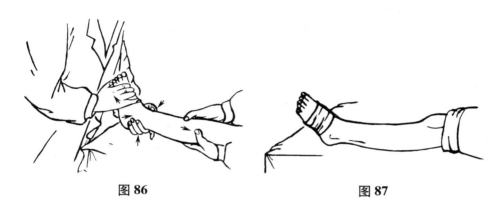

图 86　　　　　　　　　　　　　　　　　　图 87

十九、趾 骨 骨 折

1. 症状与诊断　趾骨骨折，有瘀血肿胀，疼痛，畸形，行走足趾部翘起，不敢着地。伤处压痛明显，触诊有骨擦音，骨折处伴有滑动感，此类骨折多有移位。可拍 X 线片以助诊断。

2. 治疗　患者坐在治疗床上，医生用拇、食二指对捏住错位后突起的一方，在用力牵拉的同时用适力下压复平，即可复位。复位后夹板包扎固定。口服接骨续筋药。3 日复诊 1 次。3 周后改为 1 周复诊 1 次，同期用 1 号外用洗药熏洗，根据骨痂生长情况，一般 4～6 周可进行功能锻炼。

第七章

伤科专题研究及学术见解

一、椎间盘脱出症治疗的创新

1. 新的理论依据　　多年来，通过收治了万余例腰椎间盘脱出症的患者，根据此症的分期分型不同情况，选用不同的治疗手法。继以深化罗氏正骨法机制的研究，获取了深层的剖析。对于脊柱病，罗氏正骨采用矫形手法治疗，效果极为满意，据编组1157例，总治愈率为87.64%，总有效率为98.18%。在罗氏手法机制上，治疗腰椎时，对有关结构的动态观察和用生物力学分析，对腰3、4，腰4、5，腰5骶1治疗时，关节结构发生的运动学变化规律，说明了侧扳法、压或后伸压法、旋转法和屈腰时对神经根管、侧隐窝、椎间孔等部分容积和小关节突位移变化的总趋势及其规律。此系统手法有利于调整神经根管、松解小关节、解痉、疏通经络、调理气血、还纳髓核及纤维环，改善临床症状等。同时对指导手法实践和促进手法学的深入研究和发展起到了推进作用，进一步为罗氏正骨手法在脊柱病矫形手法机制的深入研究提出了新的理论依据。

2. 治愈率高的因素　　对腰椎间盘脱出症治愈率高的因素：即力点、量和角度上的融汇。腰3、4后伸角度在6°以内，腰4、5、腰5骶1屈伸角度均未超出8°，因此我们使用的系列手法，是在独特性、安全性有效范围内的结果。

（1）侧扳复位法：侧扳复位法，适用于脊柱侧弯型。一手放的位置，在突出的椎体与椎体之间，用掌根压住，另一只手从健侧腋下穿过，进行侧扳，扳动3~4次即可。复位机制图略。手法矫正几何线及图，0°→20°→30°为1次。以上先（－）后（＋）连续性共施法3次即完成手法。椎体之间角度量的变化图略。扳后松解一下软组织，法后在松解软组织当中，可以加上点穴：骨边、秩边、环跳、坐骨部、风市、委中。此即侧扳复位的第一个手法。

（2）压或后伸压法：压法，适用于脊柱变直或反弓张、后凸畸形、关节密度增高、关节僵硬等。是用双手重叠下压或用肘压，颤动性下压根据病情轻重，可施法1~2分钟。腰椎间盘脱出症手法程序图参阅"罗有明正骨经验集"。达不到治疗目的时，患者双肘支撑在治疗床上，可作成后伸姿势，大约在35°左右。下压，颤动性的下压，也可用肘压。压后进行软组织松解。

（3）旋转复位法：旋转复位法适用于新患腰椎间盘脱出症、腰5骶1或中央型等。旋转复位法，是向突出的一方旋转。一只手从患侧腋下穿过，扳住健侧的肩部，不要扳住颈部。向健侧前方推，目的是把椎间隙拉开。另一手掌根或拇指，放在突出的椎体与椎体之间，顶住棘突旁，大回环进行旋转。此法可以连续旋转3次。

（4）坐位屈伸法：坐位屈伸法可治疗腰椎间盘脱出症症状基本消失，仍不能弯腰的患者。但在治疗初期和治疗过程当中，不能使用这个手法。施法1、2次即可奏效。双上肢向前平伸，进行被动性的活动腰部，晃动4~5次。上肢不能向前平伸的，双手抱住头部也可，同样晃动4~5次。这个手法简单，但是必须用于症状基本消失时仍不能弯腰的患者，在本病初期是禁用的手法。

（5）松解手法：松解手法，适用于手法治疗前、后。法前用此法，能解痉止痛，便于还纳髓核及椎间盘。法后用此法，能轻松舒适病除半。

（6）点穴法：点穴法，能解痉止痛，疏通经络，舒筋活血，适用于每次法后点穴。

（7）取穴：4、5腰椎以上椎间盘脱出的，点骨边、环跳、风市、委中向下。点完后，松解一下软组织。腰5骶1椎间盘脱出的点秩边、坐骨部、风市、委中、阳陵泉往下。

二、颈椎综合征 1113 例临床总结

1. 概述　颈椎病属于中医颈部伤筋范畴。是由于颈部受到外伤劳损所致，风湿寒邪的侵袭加重症状。颈椎病是一种症状复杂的症候群。故称颈椎综合征。

近几年来，我们根据不同的病情，采取了不同的治疗方法，提高了治愈率，疗效也得到了巩固。其中对收治的 1113 例，进行了临床编组，现将临床情况总结如下：

2. 临床一般资料分析 1113 例中，男性 574 人；女性 539 人。

年龄组所占比

年龄组	男	女
20～30 岁	105 人	69 人
31～40 岁	158 人	146 人
41～50 岁	100 人	140 人
51 岁以上	211 人	184 人

病　程　表

一个月至半年	205 人	气滞血瘀型
7 个月～2 年	208 人	气滞血瘀型
2～3 年	251 人	风寒阻络型
4～6 年	212 人	风寒阻络型
6～10 年	213 人	肝肾虚损型
11～12 年	24 人	气郁痰阻型

症状、体征所占比

单上肢酸胀麻痛	412 人
双上肢酸胀麻痛	58 人
曲线变直、反弓张	786 人
骨质增生、曲线变直	325 人
头昏、恶心、呕吐、耳鸣、视物模糊	256 人

疗　效　比

治愈	851 人	76.46%
基本治愈	201 人	18.06%
显效	50 人	4.49%
无效	11 人	0.99%
总治愈率		94.52%
总有效率		99.01%

随访 2~5 年，绝大多数患者无复发。

3. 诊断依据

（1）本病为慢性疾病，多发生在中老年人，经常低头作业，夜睡高枕，外伤易发此症。

（2）发病初期常有落枕症状，伴有颈肩背痛。

（3）颈部解剖结构复杂，发病部位不同，出现神经、椎动脉、脊髓、交感神经等不同的证候群。

（4）根据不同的证候，表现为不同的症状。如头痛、胸闷、心悸耳鸣、视物模糊、手麻胀痛、视物双影、血压升高等症。除外器质性病变，应考虑到此症。

4. 诊断标准（辨证分型）：

气滞血瘀型：外伤所致，颈椎强痛、夜甚、多刺痛，痛点不移，甚者肢端麻木，舌质红或紫黯有瘀斑，脉弦涩。

风寒阻络型：劳损外邪侵袭。颈椎强痛、遇寒加重，肢端麻木窜痛，四肢拘急、甚至肌肉萎缩，指麻，舌质黯苔薄白、脉沉弦或沉迟。

气郁痰阻型：颈背酸沉麻木。时有眩晕恶心，胸脘满闷，心慌心悸，甚至神昏猝倒。

肝肾虚损型：项背酸沉，头晕眼花，腰膝酸软无力，走路如踏棉状，口淡无味，形瘦肉萎，舌少苔或无苔，脉沉弦细。

5. 检查项目

（1）X 线片示：侧位片可见生理曲线反弓张或曲线消失，骨质增生，关节密度增高。正位片示：椎间隙改变，关节模糊，侧弯等。

（2）脑血流图检查：观察脑部搏动性血流供应状况。

（3）肌电图片检查：可协助颈椎病的诊断。

（4）CT、MRI、体感诱发电位、听、视诱发检查。

6. 触诊

（1）多说不出病因，或有轻度外伤史，早期颈肩部酸胀不适，以后逐日加重，功能障碍仰头困难。

（2）触诊，颈椎后凸或侧弯，肌板结，早期肌松软。后凸多以颈5为中心，棘上韧带有剥离感或条索样物。

（3）重者向上肢放射性麻木酸胀痛，上肢肌萎缩，手握力下降，或有头痛、头昏、恶心、呕吐、耳鸣、视物模糊，臂丛牵拉试验（＋）等。

7. 鉴别诊断　主要与骨瘤、骨结核、类风湿关节炎、椎间盘脱出症鉴别。查血常规、抗O、类风湿因子、血沉、CT扫描、X线片等检查。

8. 矫正手法　多采用推、扳、拿捏、松解、旋转、手法牵引、点穴等手法治疗辅以药物配合。手法治疗多以松解组织、矫正畸形为主。此法能恢复生理解剖位，解除压迫，疏导气血阻滞，增强功能，减少症状或症状消失等。因此通过手法治疗后，大多数患者两个疗程（两周），都能恢复较理想的健康状况。康复之量与病程之远近，有较密切的关系。

9. 治愈标准

痊愈：症状消失，体征正常，功能恢复，可参加体力劳动和正常生活。

基本治愈：症状基本消失，功能恢复。X线片示：生理曲线稍差，关节密度稍高，但不影响正常生活和工作。

显效：症状、体征大有好转，功能基本恢复。生理曲线稍差或侧弯轻度。颈肩背有不适感，有时头痛、头晕等。

无效：治疗前后症状体征无大变化。

10. 医案

（1）崔某某，男，47岁，北京工人。

现病史：颈肩背部酸胀麻痛，伴头晕、耳鸣、视力模糊、眼胀 7个月。曾有轻外伤，双上肢麻木至手指，握力下降，上肢肌萎缩，1988 年 5 月 24 日来本院门诊治疗。

查体：神清，一般状况良好，触诊，颈椎后凸畸形，反弓张，头部运动试验前倾 15°后伸 5°，左旋 20°右旋 5°，双手握力下降，肌萎缩轻度，Hoffman 氏征（＋），X 线片示：以颈 5 为中心后凸畸形，颈韧带钙化。

诊断：颈椎综合征（气滞血瘀型）。

经过两个疗程治疗，功能恢复，症状基本消失。

（2）杨某某，女，47 岁，北京大兴县人。

主诉：颈肩背痛 5 年。现病史：1988 年 5 月给自行车打气时，将颈部扭伤，25 天好转。1988 年 9 月 1 日，从水里搬石头时，又感颈部不适。四天后颈部挛缩性剧痛。在当地封闭治疗无效，心慌意乱，左上肢麻木痛，夜不能眠，1988 年 9 月 23 日来本院治疗。

查体：神清，一般状况良好。触诊，颈椎后凸畸形，左臂丛牵拉试验（＋），手握力下降，头晕，视物模糊。Hoffman 氏征（－）。X线片示：以颈为中心后凸反弓张。头部运动试验前倾 15°后伸 5°，左旋 10°右旋 20°，颈 4、5 椎旁压痛明显。

诊断：外伤性颈椎病（气滞血瘀型）。

经过四个疗程矫正手法治疗，功能恢复正常，症状基本消失，返回当地。

（3）马某某，女，30 岁，北京市人。现病史：1987 年 11 月份，头昏、恶心、有呕吐、视物模糊、眼胀，病因不明。1988 年 11 月 20日来本院治疗。

查体：触诊，颈椎生理曲线消失。X 线片示：以颈 5 为中心生理曲线反弓张，椎旁压痛明显，头部运动试验前倾 15°后伸 10°，左旋 15°右旋 15°，上肢麻木酸胀，头皮松软，臂丛牵拉试验（＋），Hoffman 氏征（－），手握力下降。

诊断：慢性颈椎病（风寒阻络型）。

经过 3 个疗程治疗，功能恢复正常，症状消失。

（4）王某某，女，34 岁，北京市人。

现病史：颈肩背部酸胀痛 6 年，病因不明，双上肢麻木至手指。触诊，颈椎后凸反弓张较重。1988 年 1 月 9 日来本院治疗。

查体：神清，一般状况良好。X 线片示：颈椎生理曲线反弓张，霍夫曼征（＋），手握力下降，头痛、晕、视物模糊，咳嗽时向下肢放射痛。头部运动试验前倾20°后伸5°，左旋20°右旋15°，触诊，颈部关节强硬，肌板结。

诊断：颈椎综合征（风寒阻络型）。

经过两个疗程治疗，功能恢复正常，症状消失。

11. 讨论

（1）颈椎综合征发病机因：颈椎综合征（慢性颈椎病），是一种常见病、多发病，早期多不被人们所认识，不就诊或断断续续就诊，待症状好转便已了之。患此种病的人，夜多用高枕、硬枕。当受风寒侵袭后，易造成软组织损伤和椎体周围组织的退行性变。因此产生手麻，颈、肩背酸胀痛、头痛、晕、视物模糊、视物双影等一系列临床症状。所以，高枕、劳损、风寒湿、退行性变，又得不到及时治疗，日积月累，久之成疾。

（2）手法机制探讨：罗氏正骨法，是相其形势，徐徐接之，在使断者复续、陷者复起、碎者复完、凸者复平的理论基础上运用。

所以推、扳、旋转、手法牵引，均增加了关节之间的运动量和不同角度的变化，因此造成了椎后小关节的松动。同时产生了椎后小关节之间抗挤性的抑制或互相制约性的切挫之适应量，消除了关节之间内在的不平衡。

对于矫正畸形，恢复生理解剖位，或接近解剖位，解除压迫，疏导气血阻滞，增强功能，减少症状或症状消失起到了促进作用。

因此，推、扳、拿捏、松解、旋转、点穴、手法牵引，能行气活血、舒筋解痉、松解粘连、消炎止痛等作用。

（3）对罗氏手法研究新进展的认识：据有关资料报道，关于脊柱推拿时，对脊柱后部关节结构的动态观察和生物力学分析，并通过微机处理和分析各动量间的相关参数和曲线反应，这对罗氏手法关于脊柱病用矫形手法机制深入研究，提出了新的理论依据。正常头部运动试验前倾35°，后伸35°，左旋35°，右旋35°，以此作为矫形手法逐步达到的有效安全范围，也是矫形手法逐步恢复头部运动功能的指标。

（4）总结：以上本文对颈椎综合征，集中论述的治疗手法，我们认为是一套比较行之有效的手法，简单易行，患者痛苦小，治愈率高。因此深受国内外患者的信任和欢迎。

三、罗氏正骨法治疗外伤性截瘫 60例临床报告

截瘫病人，尤其是高位截瘫，目前还没有较理想的治疗办法，病人到处求医，但往往失望而归。近年来，我们接收治疗了60例截瘫患者，包括高位截瘫的患者。在治疗过程中，我们采用了祖传正骨法，经过短时期初步观察，疗效满意，报告如下：

1. 患者的一般情况　我们收治的60例截瘫病人中，男51例，占85%；女9例，占15%。其中18~35岁的45例，占75%；36~59岁的15例，占25%；颈椎骨折合并高位截瘫的25例，占42%；胸、腰椎骨折合并截瘫的35例，占58%。患者是从全国各地远道而来，病程长短不一。最短的3个月，最长6年。其中有的做过手术，有的没有做过手术。但绝大多数是住过医院，病情较稳定，一般都有各医院的明确诊断，同时都具备脊髓损伤的三大症状，经过医治无效或经过矫正外科手术疗效不显著而来我院治疗的。

2. 治疗方法　在治疗过程中，我们采取以正骨手法复位为主，辅以按摩、理疗、针灸、药物等综合性治疗。

（1）手法正骨复位：无论是胸、腰椎骨折，合并截瘫或颈椎骨折合并高位截瘫，手法复位是关键。常用手法牵引加压法、旋转法、回旋顶压法等。

1）颈椎牵引加压复位法：助手2人，患者俯卧于床上，一助手用双手固定患者双肩，另一助手左手托住患者的下颌，右手托住枕骨

部。两助手用适当的力量作对抗性的牵引。术者用双手拇指摸准移位椎体或偏歪的棘突，用适当的力量向椎体脱位相反的方向推压。使其复位。

2）胸、腰椎复位法：助手2人，患者俯卧于床上。一助手两手握住患者的双踝上部或双髋骨上部。另一助手扒住患者的左右腋下，同时用适当的力量做相反的方向牵拉。术者摸准脱位偏歪的棘突，用双手拇指或一手大鱼际拨正复平棘突，使其复位。骨折伴后突错位者，可用手掌根部加压复位，但要适量用法。

3）颈椎旋转复位法：适用于骨折、脱位时间较长的患者，或单纯脱位的患者。手法时患者取坐位，坐在靠背椅上，术者站在患者背后，一手摸准脱位椎体的棘突，另一手托住患者的下颌，并较轻的端提患者的头部，在端提的同时拇指用力拨正复平棘突，或一手扶住头部，另一手置于摸准畸形的棘突旁，在旋转的同时，用力推顶偏歪错位的椎体，使其复位。

我们所采取的正骨手法不是单一的，是在一法多用，多法共用的基础上，视病人的具体情况选用不同的治疗手法。

（2）按摩手法：正骨手法复位后，按摩局部及其相应的部位，活动瘫痪的肢体，使其被动的做各种功能运动，按中医学理论，有疏通经络，行气活血的作用和调和阴阳，补虚泻实的作用，可促进受累部位的恢复。

（3）理疗：理疗能兴奋肌肉、神经细胞，改善神经肌肉的营养、刺激神经细胞的再生，松解瘢痕组织，防止挛缩畸形。我们使用的理疗器械是超短波、音频电疗机、点送电疗机和自制三波型电疗机等。根据患者不同的受伤部位，选用合适的理疗器械，配合针灸轮番治疗。

（4）药物治疗：对瘫痪的用药，初期用活血药物，中期用活络丹类药物及自制外用4号洗药。龟龄集制剂初、中期皆能用，维生素B_{12}等也可用。褥疮用药：外用生肌膏和外用生皮膏及毛白杨树叶水清洗外敷等。

3. 疗效观察及疗效标准

（1）显效：治疗 1~2 个月下肢肌力由 0 级恢复到 3 级。肢体有主动运用。膀胱、直肠障碍基本恢复。3 个月后能架拐搀扶缓行。

（2）好转：治疗 2~3 个月后，下肢肌力由 0 级恢复到 1 级。大、小便有所控制，肌张力、肌萎缩有所改善，痛觉水平下降 10~15cm。

（3）无效：治疗 2~3 个月后和治疗前无变化或变化不大。

根据 60 例截瘫患者的疗效观察，显效 15 例占 25%，好转 36 例占 60%，无效 9 例占 15%。

疗效的判断以及疗效的比例。系我们根据临床观察制定的，但综合看来确比单一方法治疗疗效显著。

4. 应注意的问题　外伤性截瘫，到目前为止还没有较理想的疗效，致使一些本来能治疗的截瘫患者得不到及时正确的治疗，从而延误了治疗的机会，使患者长期受痛苦的折磨。其主要原因之一是怕担风险。的确，对截瘫病人用手法正骨复位治疗，确实有一定的危险，特别是高位截瘫患者。没有熟练的正骨复位手法和一定的临床经验，在复位过程中本有可能使脊髓受压缓解，而未达到治疗目的，而导致其疗效不佳。因此应注意以下问题：

（1）首先要对患者进行全面检查。如：体质情况、精神状态，对伤情要有全面细致的了解。

（2）复位前要对照 X 线片摸准椎体脱位、棘突偏歪部位，准确无误，小心用力，但不可用力过猛。

（3）1~2 次手法复位没成功时，不要过急，应采取多次缓慢复位，这样较为安全。

（4）复位前应先做局部轻度按摩。使其局部肌肉松弛，这样才便于复位。

（5）根据患者不同的受伤部位，应采用不同的复位方法，当手指下感到轻微的"咯吱"声或"咕喽"滑动感时即已复位，切不要再用力推压。

（6）对强直的椎体应先进行局部松解按摩，电疗 1 疗程后再进行复位。

（7）在复位过程中，应随时注意患者的表情，如发现面色苍白、虚脱等现象以及呼吸急促等，即停止复位，应采取其他必要的治疗措施。

5. 医案

（1）布某某，男，39岁，河南丰宁县人。

患者于1979年12月4日驾驶拖拉机致祸。头部摔在车上，面部有软组织挫伤。在送往合作医疗站的途中，发现两下肢不能动，感觉丧失，上肢活动受限，在医疗站导尿1次，次日转送县医院，经拍颈椎正侧位片，诊断为第6颈椎粉碎性骨折，合并高位截瘫。行颈椎牵引术33天，住院40天无效，后转北京某医院治疗，在院观察2天。于1980年2月26日来我骨科治疗。

查体：神清，精神萎靡，营养中等，颈部活动受限、疼痛。可以触到第6颈椎向左偏歪后凸的棘突，上肢肌力Ⅱ级，双手呈缺血性挛缩，"爪形手"，掌肌萎缩，功能丧失，仅前臂有轻微的运动。下肢肌力0级，张力增强，中度萎缩，刺激受伤部位有排尿感，痛觉水平在第2肋间。肱二头肌反射、膝反射均增强，踝阵挛（＋），髌阵挛（＋），球海绵、肛门反射（＋），Babinski、Chaddoch、Oppenheim、Hoffman氏征均（＋），X线片示第6颈椎粉碎性骨折，向后脱位棘突向左偏歪。诊断：第6颈椎粉碎性骨折合并高位截瘫。

治疗：手法复位，拨正复平偏歪的棘突，3天后头可以抬起，1周后可以坐起。然后辅以按摩、电疗、针灸、中药等综合治疗，1个月后持双拐走路，9月15日功能基本恢复返家。最近患者来信说生活可以自理，并能参加一些体力劳动。走访完全康复，患者外出工作时，曾来我院做客。

（2）郭某某，男，47岁，干部，辽宁省大连市人。

患者于1979年11月13日，因在雪地走路，不甚摔倒，头部着地，当即昏迷，送往医院抢救一夜清醒，但不能排尿、便。14日拍颈椎开口像，诊断寰枢关节脱位向左3mm，行颈椎牵引6周，住院3个月能被人搀扶蹒跚走路，出院8天晚上去厕所又摔倒，当即四肢全瘫，感觉消失。又去医院，拍片示：寰枢关节脱位0.5cm。又住院牵引6周，留置导尿40天，然后拍片脱位无变化，治疗无效，转北京两家医院治疗，后又来我院治疗。

查体：神清，精神萎靡，悲观，面色灰白，营养差，颈部活动受限，疼痛，上肢稍有运动，手不能握，下肢肌力 0 级，痛觉水平面在第 2 肋间，肌张力下降，中度萎缩，提睾反射存在，腹壁反射存在，膝反射增强，肱二头肌反射增强，Babinski、Hoffman、Oppenheim、Chaddock 氏征均（＋），X 线片开口像示：寰枢关节脱位向左后 0.5cm、诊断为寰枢关节脱位合并高位截瘫。

治疗：同例（1）。

1 个月后大小便失禁基本恢复，被人搀扶能站立缓行，2 个月后持双拐能走路，患者脊髓损伤症状基本消失，颈椎 X 线片开口像示：寰枢关节基本复位。

（3）朱某，男，30 岁，河北省涿县人。

患者于 1980 年 4 月 27 日盖房时屋顶倒塌，从 5 米高处坐位摔下地，当时腰痛难忍，下肢不能动，感觉消失，送往大兴县医院，检查后说不能治，转往工农兵医院，拍 X 线片示：腰椎 1～2 压缩性骨折，但不能治，又往北京某医院拍片后诊断同上。因尿潴留只给导尿 1 次，8 月 20 日来我院治疗。

查体：患者一般情况良好，下肢呈弛缓性瘫痪，感觉消失，二便失禁，膝反射消失，腱反射消失，X 线片示第 1 腰椎压缩性骨折。腰部视诊第 1 腰椎棘突向后突起并向左偏歪，诊为第 1 腰椎压缩性骨折合并截瘫。经正骨手法复位后，偏歪、后突的棘突复平。1 个月后二便失禁恢复，被人搀扶能缓行。2 个月后自己持拐能走 100m，后经过治疗能走 1000m，感觉也基本恢复。

（4）崔某某，女，29 岁，黑龙江省人，工人。

患者于 1974 年 8 月 19 日，从 3 米高处摔下，落在电焊机上，当时昏迷，送往就近医院急救，醒后胸腰部疼痛难忍，胸 12 损伤以下无知觉，大小便失控。X 线片示胸 12 压缩性骨折伴 12 肋骨骨折，腰 5 骨折，腰 4、5 椎间隙变窄，脊柱侧弯，腰 4 棘突偏歪伴截瘫。1974 年 9 月 6 日转哈尔滨中医研究院和工人二院，X 线片示同上，加骶尾 X 线片，尾骨骨折，诊断：截瘫。1974 年 12 月 26 日转江苏省常熟某某镇卫生院住院 8 个多月。诊断：同上伴截瘫，做大型按摩、推拿，后医院决定手术治疗，患者单位未同意。于 1975 年 9 月 10 日来我骨伤科治疗。

查体：神清，营养差，悲观，有头痛头晕感，心脏（－），双下肢呈痉挛性瘫痪，二便失禁，膝、腱反射消失，肌力 0 级，双足下垂。Babinsk、Oppenheim、Chaddock 氏征均（＋），X 线片示：胸 12 压缩性骨折，12 肋、腰 5、尾骨骨折，腰 4、5 椎间隙变窄，腰 4 棘突偏歪，肌张力增强。诊断：胸 12 压缩性骨折伴截瘫。

治疗：对此患者的治疗，分为 3 个阶段。第 1 阶段，不论是骨折、错位还是软组织损伤，同时用手法整复治疗，辅以活血化瘀药。第 2 阶段巩固手法整复治疗，辅以接骨药治疗。第 3 阶段保功能，手法治疗、功能锻炼，辅以舒筋活络药物，三者同时进行。

疗程观察：1975 年 9 月 25 日第 4 次手法复位治疗后，凸起部位已复平，但仍有局部肿痛，右下肢发麻热感，下肢无知觉，小便时有感觉。

1975 年 10 月 4 日手法治疗后，俯卧屈膝、抬腿时有痉挛性的颤抖。直腿抬高试验右离床 5cm，左小腿机群只抽动了 2 次，腿未离床。痛觉面降至臀部。

1975 年 11 月 26 日手法治疗后，直腿抬高试验右 75°，左 20°，大小便恢复正常，持双拐搀扶开始功能锻炼。巩固 1 个疗程后，自己持单拐能走 500m，返回原单位。1979 年 12 月 28 日，因外出工作路过北京时，到我院来做客，完全恢复了健康。

6. 体会 脊髓受损确为难治之症。怎样使受损的脊髓得以恢复？怎样使反射弧重建？怎样使瘫痪的肢体功能恢复？目前对这些问题往往束手无策。因此有不少瘫痪病人长期处在痛苦之中。在治疗中，我们经初步观察总结，把我们的粗浅体会简介如下：

外伤性截瘫系由外界暴力作用于脊柱，致使某个椎体或多个椎体骨折、脱位、变形，引起脊髓、神经受损或压迫，从而造成瘫痪。因此手法正骨复位就有其主要意义了。

我们认为手法正骨复位，优于器械牵引复位，其理由是：①器械牵引复位患者痛苦甚大，而手法复位则不然；②根据我们观察，牵引复位法成功率不甚高，手法复位则往往高于前者；③器械牵引时间较长，有时易造成关节强直，而手法复位有时手到病除；④手法复位简单易行，而器械牵引须具备其一定条件。

器械牵引只有一个方向的牵拉力，而不易克服两侧肌肉向两侧牵拉着偏歪或脱位椎体的力量，要想克服就必须加大牵引力量，这对患者所造成的痛苦是很大的。手法复位则弥补了这种不足，即在暂时牵拉的同时用拇指给予脱位椎体一个向下或向左、向右的力量。这种方法即减少了牵拉的力量，复位又准又快，大大减少了病人的痛苦。

我们在治瘫过程中，初步观察发现，凡是已做过手术或用钢板固定的患者，疗效不如未手术的患者疗效好，尤其是用钢板固定的患者疗效最差，这可能是由于在手术过程中，软组织破坏过多，伤口愈合后组织纤维化，粘连面积广，压迫神经所致。有钢板固定患者不宜手法复位，所以影响疗效。凡是疗效显著的患者，大多是伤后 1 年以内的瘫痪患者，超过 1 年甚至更长时间则疗效显著下降。这可能是由于长期卧床，使脊柱强直难以复位的结果。

脊髓损伤不仅造成肢体的瘫痪，而且也影响全身各部的功能，所以我们在重视受伤局部处理的同时，要注意改善全身的情况，充分调动全身的代偿功能，才能更好促进病变的修复。一般瘫痪患者共同存在的问题是，由于悲观而精神萎靡，食欲不佳，营养欠佳，长期卧床而造成褥疮，泌尿系感染，股四头肌萎缩，关节强直。对这些问题都要及时、恰当的处理治疗。在治疗过程中，鼓励患者顽强、刻苦练功是非常必要的。没有主动运动的患者，要经常做各种正常生理功能的被动运动，一但恢复部分功能更要加强锻炼，绝对禁止静卧病床。

7. 值得探讨的问题

（1）脊髓损伤所致的瘫痪，目前还是一个难题，众说不一，但绝大多数认为是不治之症，如果按这种说法，我们的典型病例是无法解释的。

（2）关于诊断，还是一个复杂的问题，损伤的程度如何？是损伤还是横断？这对于预后是十分重要的。

（3）正骨复位，除解除压迫外，有否能使受损的脊髓、神经元加快修复，这是有待今后实践、观察和有必要研究的问题。

（4）正骨复位给神经细胞的恢复创造了条件，再从理学的角度，用各种物理因子对受累部位良性刺激，这对于解除三大症状奏效较快，至少我们的体会是如此。

四、股骨干骨折75例临床总结报告

股骨干骨折，是骨伤临床上的常见病之一，约占身体各种部位骨折的6%，本文对75例患者的临床治疗和观察情况全面总结如下。股骨干骨折后，由于出血量增多，肌肉的牵拉力大，手法复位时，病人自身的抗痛力，都给骨折复位带来了一定的困难。应用手法牵引对接复位法，手法轻巧，复位时间短，相对减少骨折断端的摩擦，使骨痂生长期提前，软组织不会出现再度创伤。全文共7个部分，论述了对本病的治疗等，鉴于骨折的类型与病程，我们采用了不同的手法治疗，达到解剖复位者56例，占74.7%；功能恢复者19例，占25.3%；均无后遗症，也无畸形愈合，功能恢复正常。成人半年后可以从事重体力劳动，青壮年患者预后更佳。

1. 一般资料　在75例患者中，6~11岁的患者20人，男性15人，女性5人；12~20岁的患者10人，男性9人，女性1人；21~30岁的患者14人，男性9人，女性5人；30~50岁的患者18人，男性11人，女性7人；52~72岁的患者13人，男性5人，女性8人。其中工人20人，农民38人，干部5人，学生12人。股骨干上1/3骨折患者6人，股骨干中段骨折57人，股骨干下1/3骨折患者12人。

2. 诊断

（1）有外伤史，局部肿胀，瘀血，疼痛，患侧肢体短缩畸形，功能障碍，异常活动。

（2）损伤严重者，患者面色苍白，早期可并发外伤性休克。

（3）触诊时，可扪及骨擦音或移位的断端，股骨干下 1/3 骨折严重者，足背动脉搏动减弱，或消失，患肢皮温降低。

（4）X 线片检查，可显示骨折的类型与移位的程度。

3. 术前准备　临床上为了减轻患者的痛苦，避免误诊与漏诊，或是由于不恰当的手法整复而加重骨折的再度移位，必须做到：

（1）对患者的年龄、体质、精神状态、骨折类型、有无血管损伤及软组织破坏进行全面的了解与分析，并制定出治疗方案。

（2）备好一个长约 30cm、直径为 15～20cm 的细砂袋和棉垫。

（3）选择好恰当的固定材料。

（4）嘱患者仰卧，精神上尽量放松，以配合医生的治疗。

4. 治疗方法　以股骨干中段骨折重叠移位为例：病人仰卧，术者站在患者一侧，双手分别置于骨折端，一助手双手对握内外踝上方，另一助手双手掌对患者大腿根部，将砂袋及棉垫放置骨折部下面，上、下两助手缓缓用力，做对抗性牵引，如术者手下有"咕噜"的滑动感时，则提示牵引量不够，骨折处仍存在重叠移位的现象，还需加大牵引量，下方助手在牵引的同时兼用斜下拉力。当医者手下有明显的骨擦音感时，再选用或上下或内外相对捧拢归挤对接法治疗使骨折复位。复位后，在维持牵引的情况下进行夹板包扎固定，1～3周内随时检查复位情况，分阶段对症配合用药，后期功能锻炼。不稳定性骨折可加踝部远端牵引架。而其他类型的骨折，则根据移位的方向，骨折部可不加用砂袋，同样在维持牵引的同时，选用捧拢、端提、归挤对接法治疗。

5. 医案

（1）岳某某，男，20 岁，平谷县工人。

1989 年元月 18 日被重物砸伤，左大腿至踝部瘀血，肿胀，疼痛，下肢功能障碍，畸形。X 线片显示：左股骨中段骨折（横断型），远端向后成角畸形，断端重叠 5cm，病历号 1030。经用牵引对接矫正治疗后，夹板固定包扎，复拍片显示：复位良好。40 天后骨痂形成，症状基本消失，1989 年 4 月 13 日康复出院。

（2）杨某某，男，23 岁，北京市工人。

1989 年 11 月 26 日，从 4 米高处坠地摔伤，当时就近住院。X 线片诊断：左股骨干下 1/3 骨折，髌骨骨折，下肢肿胀、瘀血、疼痛、畸形，功能障碍，足尖外旋，11 月 27 日来我院治疗，病历号 1105。经施牵引捧拢对接法治疗，夹板固定包扎。复拍片显示对位良好。内服接骨药，4 周后开始骨痂形成，1989 年 12 月底，症状基本消失，功能恢复出院。

（3）张某某，男，42 岁，顺义县农民。

1988 年 11 月 4 日因车祸，右下肢砸伤后，肿胀，疼痛，瘀血。11 月 6 日入我院治疗，病历号 10140。X 线片显示：右股骨干粉碎性骨折，骨折端向外侧方移位，足尖外旋畸形，经施牵引捧拢归挤对接法治疗，复拍片对位良好，夹板固定包扎。第 4 周复查拍片，骨痂开始形成，于 1989 年 4 月 19 日康复出院。

6. 临床愈合标准

（1）患肢肿胀消失。

（2）骨折线模糊或消失，骨痂形成。

（3）功能测定：在解除外固定的情况下，下肢连续徒步行走 20m 以上。

（4）局部无压痛、无叩击痛，无异常活动。

7. 体会　股骨干骨折，主要是为直接或间接暴力所致，骨折的类型则是根据破坏力的大小、方向、受伤时的体位分成粉碎型、斜型、螺旋型或横断型不等。股骨干中段骨折较多见，上下两端次之。根据不同类型的骨折，采用不同的对接法。通过临床的实践，我们认为：第一，此法针对骨折后的特点，辨证型施手法，既简单易于掌握，又使患者少受痛苦疗效较好。第二，由于骨折后的出血量增多，促使骨折端更加粗壮丰厚，再加上患者自身的抗痛力等因素都不利于骨折的复位，而需用手法对接量的牵引力是稳妥可靠的，它可随症调整。第三，骨折端放置的固定砂袋和棉垫，患者不会产生恐惧感，易于接受，断端皮肤及软组织不会增加再度创伤。第四，在牵引过程中，足尖保持中立位或根据移位的方向与程度，稍加旋转或屈曲，就可分离重叠的骨断端，同时产生的肌肉紧张则增加了骨折处内在的稳定性，协助医者在比较短的时间内复位成功，复位的时间越短，骨折断端相互摩擦的机会也越小，而骨痂的生成期也就相应提前，因此，深受骨伤患者的欢迎。

五、腰椎间盘脱出症 1157 例的临床研究

腰椎间盘脱出症属于中医腰腿痛范畴。主要表现为腰痛伴一侧或双侧坐骨神经痛，多发于青壮年。

多年来，我们收治万余例腰椎间盘脱出症的患者，根据临床分期分型不同情况，选用不同的治疗方法，提高了治疗效果，疗效也得到巩固。其中我们收治的 1157 例，进行了临床编组，临床诊疗情况如下：

1. 临床分析　1157 例，男性：672 人；女性：455 人。年龄组所占比：20～30 岁 363 人，31～40 岁 404 人，41～50 岁 288 人，50 岁以上人 102 人。

病程：1 周～2 个月 386 人，3～6 个月 355 人，7 个月～2 年 173 人，2 年至 3 年 185 人，4～5 年 47 人，5～10 年 7 人，10～20 年 4 人。

症状、体征分型：一侧伴下肢痛 1059 人，两侧下肢交替痛麻 44 人，双下肢麻痛 34 人，中央型 11 人，向一侧弯伴生理曲线变直或反弓张 834 人。

手法复位情况所占比：1～4 次治愈 519 人，占 44.86%气滞血瘀型；5～8 次治愈 324 人，占 28%风寒阻络型；10 次治愈 168 人，占 14.52%风寒阻络型；20 次治愈 146 人，占 12.62%肝肾两虚型。平均 8 次。

1157 例疗效比；痊愈 882 人，占 76.23%；基本痊愈 132 人，占 11.4%；显效 122 人，占 10.55%；无效 21 人，占 1.82%。总治愈率为 87.63%，总有效率为 98.18%。

1157 例中我们和他院 CT 扫描和临床检查结合诊断 52 例 64 个

盘。治疗后临床效果证实分析如下：大部分还纳 18 个盘，基本还纳 21 个盘，少部分还纳 22 个盘，治疗前后无变化 3 个盘，不同程度还纳共 61 个盘，还纳有效率 95.31%。因此我们认为，手法复位治疗完全还纳突出椎间盘困难，部分或大部分是可能的，由于大部分突出椎间盘有不同程度的还纳，受压神经根相应解除，这与临床疗效基本是一致的。

2. 辨证分型

气滞血瘀型：因腰部扭伤引起，腰痛较重，强迫体位。转侧困难，步行艰难，小便短赤，舌质发紫或瘀斑。苔黄腻，脉弦数或细涩。

风寒阻络型：腰腿痛，有沉重感，遇寒加重，自觉四肢发凉，喜暖恶寒。舌红苔白腻，脉沉迟。

肝肾两虚型：腰腿痛久治不愈或反复发作，筋骨酸软，腰痛喜按，遇劳加重，侧卧减轻，腿痛软发麻，时有耳鸣耳聋。舌淡苔白，脉弦细尺脉弱。

体感诱发电位检查，可协助诊断。

3. 诊断标准

（1）外伤史：伤后只感腰部酸胀不适，2~6 天内，症状逐渐加重，并向下肢放射性酸胀痛麻等。重者走路困难或卧床不起，咳嗽时向下肢放射性疼痛。

（2）腰椎明显侧弯或后凸畸形，有的脊椎呈"S"形变，久病患侧肌萎缩。

（3）患椎旁压痛明显，并伴有向下肢放射性疼痛或酸胀麻感等。

（4）患椎间隙变窄或一边宽一边窄，多见 3、4、5 椎棘突偏歪。

（5）直腿抬高、曲颈试验阳性。患中央型和腰 5 骶 1 者，不能弯腰或板腰，也可配合 CT 扫描片或磁共振片定位。

4. 鉴别诊断 主要与骨瘤、骨结核、黄韧带增厚、风湿性脊椎畸形、梨状肌损伤、脊神经根炎鉴别。查血常规、抗 O、风湿性因子、血沉、X 光片、CT 扫描片等。

梨状肌损伤，初期疼痛在臀部，肿胀后反射到腰腿痛，有外伤史，直腿抬高试验 60°以前腿痛，过 60°后梨状肌则放松，腿不痛。腰椎间盘脱出症，抬腿越高疼痛越加重，甚至无力。

坐骨神经炎剧痛，臀部及小腿外侧痛时发热，烫感，腰椎间盘脱出症，臀部及大腿痛时发凉。拍 X 光片、CT 扫描片，无其他骨性病变。

5. 临床矫形手法

（1）侧扳法：俯卧位，嘱患者全身放松，医者站患侧一方，一手放在健侧肩部，另一手放在突出部位的棘突旁，用掌根部位或拇指紧紧顶住棘突向健侧推的同时，放在健侧肩部的手成相对方向推扳。脊柱不伴后凸畸形者，患者上身不要回旋。以患者的耐受力为度，一般均要过度矫正。扳住稳定 1 分多钟，如手感腰部滑动及"咕噜"或"咕咚"声响，即已复位。如一次没有复位，还原后再扳一次。此法多用于脊椎侧弯型，急慢性均可采用。但在施法前后要松解患部周围紧张的组织，以减少痛感。手法则要由轻到重，不可用力过猛，法后轻松愉快，疾病除半。

（2）手、肘压法：俯卧位，肌筋放松，医者站患侧一边，用前臂平面近鹰嘴骨处，放患处两椎体之间下压，由轻到重，以能忍耐为度，每次重压 1 分多钟后松解 1 次患部周围的组织。重者可连续施法3 次，陈旧性也可在一助手握双踝向下牵引的同时腰部加压。如脊柱后凸伴侧弯的，可复用侧扳法。肘压时有"咕噜"滑动感，即可复位。

（3）旋转复位法：患者坐在特制的"A 梯形治疗固定座"上，见图 88。

医生一手从患者患侧的腋下穿过，经过后颈部，用手把住患者健侧的右肩颈部，此时嘱患者向健侧前方弯腰，放松肌筋。医生的另一手拇指或掌根部，推住偏歪的棘突。此时医生放在肩颈

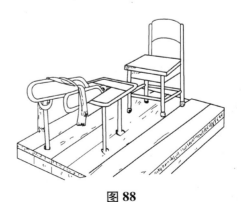

图88

部的手，在椎体边沿呈相对定位时大回环旋转，同时在棘突的手用力推偏歪的棘突，进行拨正。旋转至患侧后方时，医生的两手形成对抗性的用力推扳，造成后伸位即算 1 次。视病情可连续施法 3 次，推棘突的手，如有"咕噜"或滑动感时，已达治疗目的，但只能向患侧旋转，否则只能事倍功半。此法急慢性均可采用，但伴有生理曲线变直、后凸或侧弯、风湿性脊柱畸形者，效果不佳，多采用前述 1、2 两法治疗。用此法前后，先用软组织松解法进行松解，以免造成不必要疼痛。

（4）坐位伸屈法：患者坐在治疗床上，两腿伸直，双腿并拢，足尖等齐，双手向前略伸。嘱患者放松肌筋，医者站患者背后，双手扶持患者的双肩背部向前推动上身来回晃动 3 ~ 4 次，也可由一助手牵拉双手和医者动作协调，但不能用力过猛，应缓慢用法。此法用于他法复位后仍不能弯腰的患者。身体虚弱、心脏病、高血压的患者慎用此法。

（5）辅助治疗

点穴：中心型、腰 5 骶 1 椎间盘脱出的，点秩边、坐骨部、委中。腰 4、5 椎间盘脱出的，点环跳、风市、委中、阳陵泉、昆仑。每穴 5 至 10 秒后从臀部至足推拿松解 5 分钟。环跳、坐骨部可用屈肘重点 10 秒钟后略停，再点 1 次。

以上我们这一套矫正手法，治疗腰椎间盘脱出症，是视病情的不同采用不同的治疗方法。重点在还纳椎间盘的复位，兼有行气活血、舒筋解痉、松解粘连、消炎止痛等作用。

6. 医案

（1）李某，男，42 岁。

1983 年工作摔伤腰部，经几家医院拍 X 光片和 CT 扫描片，均诊断为腰椎间盘脱出症。几年来，症状逐年加重，1986 年 3 月 28 日，抬来我院入院治疗，病历号 630 号。腰腿疼痛剧烈，日夜不能入睡，卧床不起，翻身困难。直腿抬高试验右 10°、左 40°，Babinski、Chaddock 氏征均（－）、屈颈试验（＋）。面黄肌瘦，右下肢肌萎缩，厌食。腰椎明显侧弯后凸畸形，经压、侧扳两法治疗，康复返回原工作单位。领导及家人聚谈，无不为之康复而感动，有信访回件。

（2）田某某，女，36岁。

1986年3月30日车祸，经当地两家大医院拍X光片及CT扫描片，均诊断为腰椎间盘脱出症。下肢酸胀麻痛，左臀大肌轻度萎缩，肌张力下降，直腿抬高试验右60°，左50°Chaddock、Babinski、Oppeneim氏征均（-）。1986年12月22日来我院入院治疗，病历号748号。经压、扳两法治疗后，拍CT片示脱出的椎间盘已还纳。巩固治疗两周，功能恢复正常，症状消失，返回原工作单位。

（3）于某某，男，50岁。

1983年2月11日，因早起床过猛扭伤腰部，当地三家医院诊断腰4、5椎间盘脱出症，一个月来，左下肢酸胀痛、无力，走路起坐翻身困难，症状逐日加重。1989年3月13日来我院入院治疗，病历号为1043号。腰腿剧痛，日夜不能入眠。直腿抬高试验右80°、左65°Babinski、Chaddock、Oppeneim氏征均（-），屈颈试验（+），痛苦面容。X线片示：腰部生理曲线变直，腰4、5椎间隙左宽右窄，腰椎骨质增生轻度，骶1隐性裂。经压、扳两法治疗4次，症状基本消失，巩固治疗两周康复返回原工作冈位，至今未复发。

（4）郑某某，女，35岁，腰腿痛三年，近一个月余因搬石头扭伤腰部，左下肢酸麻痛，行走困难无力，不能弯腰，症状逐日加重。当地医院诊断为腰4、5椎间盘脱出症。1989年5月13日来我院入院治疗，病历号为1072号。直腿抬高试验右70°、左20°，屈颈试验（+），Babinski征（-），左拇趾背肌力下降，Chaddock征（-）。X线片示：腰椎左侧弯，腰4、5椎间隙左宽右窄，腰4棘突偏歪，骶1隐性裂。腰4、5椎旁压痛明显，伴有向左下肢放射性酸胀麻痛感。经侧扳手法治疗，于1989年6月9日康复出院，至今未复发。

7. 治愈标准

痊愈：症状、体征完全消失，功能恢复正常，可参加体力劳动。

基本治愈：症状基本消失，功能恢复，椎间隙稍差，关节密度稍高，但不影响生活和工作。

显效：症状大有好转，功能基本恢复。脊椎有轻度侧弯或曲线变直，下肢有轻度酸胀感，可轻工作。

无效：症状体征无大变化。

8. 讨论

（1）腰椎间盘脱出症：腰椎间盘在发生不同程度的退变后，在某种外力作用的情况下，可使纤维环部分或全部破坏，有的连同髓核一并向外突出，这时就失去了椎间力的平衡，造成棘突偏歪，同时突出物压迫了神经根，引起腰腿疼痛等一系列的临床症状，即称为腰椎间盘脱出症。

通过正骨手法，将组织进行修复，可建立新的椎间内在平衡。

病因病理：人们在日常生活中，由于腰部活动范围较大，而且又随着腰部以上身体的重量，椎间盘负载较重，往往多使4、5腰椎间盘损伤，此处也是腰椎间盘脱出的常发部位。当椎间盘受到多次反复的长期轻度损伤后，即能引起椎间盘退行性变。30岁后，髓核的纤维网和黏液样基质逐渐被纤维组织和软骨细胞代替，液样含量逐渐减少，尤其在脊椎负重最大的部分，改变最明显。所以髓核不断的纤维化和失水，可使椎间隙变窄，这种病变和中心型腰椎间盘脱出症的间隙相似，但在CT扫描的显示有所不一。中心型的CT扫描片显示纤维环的破坏范围较大，不仅后纵韧带与侧韧带间隙纤维环逸出而压迫神经根，而且破坏的髓核随着纤维环破口大部逸出，超出椎体两侧及突向椎间孔，造成椎间隙变窄，有时可造成双下肢放射性的麻木、疼痛。

（2）对脊柱病机制的探讨：腰者，肾之府也，转摇不能，肾将惫矣。腰痛有肾虚，有瘀血，有闪挫，有坠堕，有疾积。脉涩者瘀血，脉缓者湿热，脉大者肾虚。肾虚者，痛之不已。瘀血者，日轻夜重者是也。为湿所著者，腰重如石，冷如冰，喜热物熨也。

所以，腰痛病，这一横贯性常见病、多发病，往往一处受损而引起多处受累的横贯性牵连性的疼痛。这是由于腰部及邻近组织生理特点所决定的条件，这一条件的产生，决定了腰部活动范围之大及它的灵活性。因此，腰部及邻近组织的肌肉、韧带、神经、椎间盘、血管等，都易受到不同程度的损伤及破坏。所以它不是一种独立的疾病，而是多种因素产生的一种综合征。这种软组织损伤的常见部位，主要有腰肌、棘上韧带、棘间韧带、骶棘韧带、腰韧带、腰椎间盘等。

对于坐骨神经向下肢放射性酸胀痛麻的症状，不一定都是椎间盘脱出症所致。由风寒湿及损伤引起的板腰伴骨质增生，腰肌损伤严重、黄韧带增厚、骨瘤、骨结核、神经根炎、梨状肌损伤、椎体1°以上滑脱，都能引起下肢放射性的疼痛及酸胀麻木感等，应慎诊之。

以上除黄韧带增厚、骨瘤发病率少外，其余都是常见病、多发病。

腰痛一般分急性和慢性两种，发病尤以青壮年及重体力劳动者多见。我们对于这种综合性病症，除以手法治疗为主外，还配合药物、电疗、针灸等辅助疗法，获得了满意的效果。

（3）手法机制探讨：侧扳复位法、手、肘压法，皆由于患侧力的加大，使健侧椎间隙加宽，此时髓核承受的力是相等的，相应给髓核以还纳的有利条件。即推力及纤维环的弹性回纳力，由此产生了椎间周围组织内力的增加和椎后小关节的改变和松解。因此能造成粘连组织的解除和致密性部分组织的破坏，迫使髓核归位，纤维环并拢，脱离神经根或硬膜囊，同时也矫正了椎间小关节的变异和内在的不平衡，回旋了棘突偏歪等作用。

重点在还纳椎间盘的复位，兼有行气活血、舒筋解痉、松解粘连、消炎止痛等作用。

（4）对罗氏手法机制研究新进展的认识：关于"推拿时腰椎后部结构的动态观察和生物力学分析"取得了新进展。对手法有效安全范围，对指导手法实践和促进手法学的深入研究和发展起到了新的推动作用，进一步提供了罗氏正骨手法关于脊柱病用矫形手法机制的深入研究新的理论依据。

本手法治愈率高的因素，是根据腰椎间盘脱出症的分期分型不同情况，选用不同的治疗手法。在一法多用、多法共用的基础上，取得了好的疗效。也是在运用手法时使腰3、4后伸、侧弯角度控制在6°以内，腰4、5及腰5骶1屈伸、侧弯角度均未超出8°的结果。

因此，据以往我们在运用手法时的临床观察，亦从未出现不利因素。所以我们在使用的力点、量和角度的融汇上，是在安全有效范围内，也是罗氏正骨法特点之一的关键一环。这就决定了我们这一套手法是行之有效和成功的。

六、颈椎间盘脱出症、颈椎综合征治疗手法要领及功用

1. 软组织松解法　患者端坐位，医生站在患者背后，一手成钳形，置于颈椎两侧，拇指放颈部一侧，食、中指放另一侧。进行旋转性的轻度拿捏。1～2分钟后，再用双手拿捏松解双肩1～2分钟。

2. 推、扳法　推、扳法，用于软组织松解后应用。

患者端坐位，医生站在患者侧后方，嘱患者肌筋放松。医生一手托住患者的下颌部，另一手拇指推住后凸畸形的棘突，两手呈对抗性的推扳。开始用法要轻度，不可用力过猛。在患部适应手法的情况下，量可增大些，以适度为宜。据情，可连续施法6～10次即已完成。也可有一助手捧住患者头部两侧向上牵引的同时进行推扳，但量不要过大，推、扳2～3次即可。

此法能矫正畸形，解除粘连，松解后小关节，缓解压迫，恢复颈椎间盘脱出，减少症状，增强功能等。

3. 侧扳法　患者端坐位，医生站在患侧后方。医生一手置于患者头顶部，另一手推住侧弯的棘突，嘱患者肌筋放松，进行侧扳。先推向健侧，后扳向患侧。施法时由轻到重，不可用力过猛，可连续施法4～6次。

此法能矫正颈椎侧弯，恢复椎间内在的平衡，治疗颈椎综合征、颈椎间盘脱出症，减少症状，增强功能等。

4. 旋转法　患者端坐位，医生站在患者背后。医生一手置于患者头顶部位，另一手推住颈椎患部棘突，嘱患者放松肌筋。放在患者头部的手将头推向健侧前方的同时，进行大回环旋转。当旋至患侧前方时，即可把头部造成后伸姿势的同时，进行推、扳手法3次，即完成手法。

此法适用于颈椎间盘脱出症、颈椎综合征、慢性颈椎病和颈部功能受限的患者使用。

此法能松解椎后小关节，松解粘连，解除压迫，调整关节之间的平衡，减少症状，增强功能等。

5. 辅助疗法

（1）点穴法：从以往临床治疗经验证明，均应在法后点穴。因为法前应是松解疼痛紧张的部位，缓解病人的紧张情绪，便于治疗。如要手法治疗点穴，必然要给患者造成恐惧心理，不利于治疗。所以法后点穴比法前点穴疗效显著。患者取端坐位或俯卧位均可。

取穴：翳风、风池、安眠、翳明。左右同，每穴点 1~2 秒钟，中强度。每穴点 2 次。

取穴：印堂、百会。每穴点 1~2 秒钟，点 2 次，中强度。

（2）叩压法：患者端坐位，医生双手手指叩压头顶两侧运动区。连续叩压 2 次，每次叩压 2~3 秒钟（图89）。

（3）指梳头法：患者端坐位，医生一手五指握成半屈状，从患者前额发际推至后枕骨发际。手指穿过头发进行由前方后用力滑梳，患者本人也可日做 3~4 次（图90、91）。

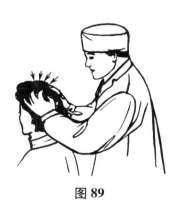

图89

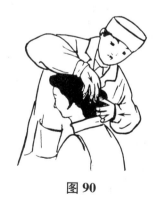

图90

以上辅助治疗手法，对于颈椎发病引起的头痛、头晕、耳鸣、视物模糊或双影、失眠、眼胀、恶心等均有显著的疗效，临床治疗时常有立竿见影的效果。

6. 还原第一个软组织松解法　在以上手法做完后，复用软组织松解法的手法，能使患部舒适轻松。也是此套手法还原的手法（图92、93、94）。

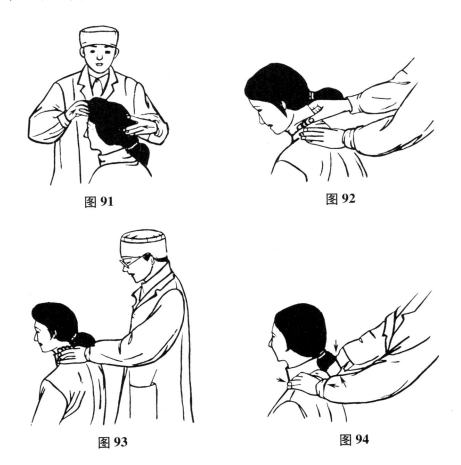

图91

图92

图93

图94

以上这一套手法，是我们在以往的临床治疗中常用的手法，效果极为满意，常有立竿见影的效果。此套手法约8～10分钟即可完成，方法简单，易于掌握。

7. 禁忌证及注意事项

（1）高血压、心脏病、椎管狭窄、骨关节僵直伴椎后小关节骨质增生严重的患者，慎用此套矫形手法或不用。

（2）患有骨瘤、骨结核的患者，禁用此法。

七、对外伤性截瘫患者诊疗的探讨

1. 病理机制　当人体脊柱某一椎体、关节由于外力的撞击，受到严重的骨折或错位，造成损伤部位周围组织的水肿时，脊髓神经也都易受到不同程度的损伤、横断和压迫。由于损伤部位的程度不同，在损伤部位以下的症状也各有差异。有的损伤平面以下完全无知觉，有的出现深感觉或有麻木酸胀感，大、小便失禁或尿潴留，肌肉萎缩，肌张力减弱，腱反射消失等一系列症状。不论是弛缓性的，还是痉挛性的瘫痪，我们多采用综合性的治疗方法，以手法治疗为主，药物和理疗、针灸为辅。

椎体和后关节被破坏后，生理曲线也易产生改变，有的侧弯、成角、下陷、隆起、错位等。向后凸隆起的，采用引力加压复位手法。此法能使损伤部位接近原生理解剖关系，同时减轻损伤部位及周围组织的受累，促使症状向好的方向转化，使损伤后变异的部位更接近原来的生理解剖关系，但要根据损伤的不同程度和部位、新旧的关系，按照手法的基本原则施术，对高位也要慎重行之。推拿按摩活血法，能改变组织营养的失调和缺血性的挛缩等现象。治疗一位截瘫患者，要付出一定的精力和毅力，因为疗程较长，还要有患者坚强毅力和功能锻炼的配合。除此综合性的治疗以外，现在我们还没有较理想的治疗方法。

2. 医案

（1）崔某某，女，29 岁，黑龙江省工人。

主诉：外伤性瘫痪 1 年多。现病史：1974 年 8 月 19 日从 3m 高处摔下，仰面落在电焊机上，当时昏迷送附近医院急救，醒后胸、腰部疼痛难忍。X 线片显示：胸 12 压缩性骨折伴 12 肋骨骨折，腰 5 骨折，腰 4、5 椎间隙变窄，脊柱侧弯，腰 4 棘突偏歪。1974 年 9 月 6 日当地中医院和工人二院的 X 线片显示同上。诊断：瘫痪。1974 年 12 月 26 日转江南某卫生院做大型推拿，后决定手术治疗，单位未同意。1975 年 9 月 10 日来我院骨科治疗截瘫。

查体：神清，营养差，心脏（－），有头痛头晕感，大、小便失禁，小便前有腹胀感，腹壁反射存在，提肛肌反射消失，下肢肌轻度萎缩，张力下降，腱反射未引出，肌力 0 级。Babinski、Oppenheim、Chaddock 氏征均未引出。胸 12 后凸畸形 1cm，X 线片显示胸 12 压缩性骨折，反弓张成角。腰 5 骨折，脊椎侧弯，腰 4、5 椎间隙变窄，腰 4 棘突偏歪，尾骨骨折，胸 12 肋肋骨骨折，肌肉萎缩，双足下垂。

诊断：胸 12 压缩性骨折伴截瘫。

治疗：对崔某某的治疗，分为 3 个阶段。第一阶段，先将损伤部位等处用手法整复，不论是骨折、错位，还是软组织损伤，同时进行，药物配合。第二阶段，以手法治疗为主和给接骨续筋药。第三阶段，手法、药物、功能锻炼同时进行。

疗效观察：1975 年 9 月 25 日第四次手法治疗后，后凸畸形部位虽已复平，但损伤局部仍有肿痛，左腿感觉麻热，但下肢仍无知觉。

1975 年 10 月 4 日复诊，俯卧能屈膝，有痉挛性的颤抖，直腿抬高试验离床 5cm，左小腿肌群抽动 2 次，没离床。

1975 年 11 月 26 日复诊，右直腿抬高试验 75°。但放下时颤抖数次才慢慢放在床上。左腿直腿抬高试验 20°，但仍有颤抖性的痉挛起放，二便恢复正常。

1976 年 3 月 7 日，开始功能锻炼。能下床手扶床栏走走站站，但感觉两腿无力，左膝明显打软。每天坚持两次锻炼，搀扶走路，每次 15 分钟。后用双拐改单拐和不用拐走 500m 路，约 2 年的治疗时间，返回单位工作。

1979 年 12 月 28 日，崔同志因工作外出路过北京时来我院说明完全康复。

治疗期间用药：除内服活血、散瘀、消炎止痛和接骨续筋的药物外，又外敷接骨续筋散方 1 和方 2，共 4 个疗程。

（2）潘某某，男，30 岁，江苏省人，工人。

主诉：截瘫 4 年多。

现病史：1968 年因电梯失灵，随梯滑下，致胸椎粉碎性骨折、当时昏迷，送附近医院治疗。X 线片显示：胸椎粉碎性骨折。后转院手术治疗，溜滞导尿 4 年，住院 4 年。1972 年来我院骨科治疗。截瘫，不能坐。

查体：神清，营养差，黑瘦，肌肉萎缩较重，驼背。X 线片显示：胸骨粉碎性骨折（陈旧性）。胸 12 向后凸起 2cm，心肺（－）。骨折处有术后愈合瘢痕（约 20cm 长），骶部有一块 5cm 褥疮愈合瘢痕。大小便失禁，腹壁反射消失，提肛、提睾反射消失。腱反射消失，肌力 0 级，张力下降，Babinski、Oppenheim、Chaddock 征均未引出。

治疗：以手法治疗为主，药物、针灸、电疗配合。

疗效观察：手法治疗 3 日后，留置导尿改为体外接尿，内服消炎药。因已瘫痪多年，嘱护理人员用外用 4 号洗药，每日 2 次，以活血、消炎、止痛、软坚和保护神经，有利于配合手法治疗。经手法治疗 3 个月后，伤处以下变化很大，自己能坐起，肌力右 1 级、左 0 级。经过半年的手法治疗后，肌力左 3 级时乏力，右 1 级。在 9 个月的治疗期间，搀扶功能锻炼左腿能缓慢迈步，右膝关节以下无知觉，有肿胀感，无力。又经过 3 个月治疗后患者能持双拐走半里路，左腿走路已正常。右腿屈膝后再把小腿伸直并能抬起，但右足下垂，大小便控制较差。

自制针为毫针，长度分别为 10、15、20、25、30cm 不等。

自制电疗机采用三种波型：密波、疏密波和方波（图 95）。F 在 10～100Hz 之间。

电疗方法治疗结缔组织的损伤，有止痛、镇静和提高肌肉、韧带活力和血管痉挛性疼痛的作用，还能改善组织营养、消炎、消肿，促进血液循环，提高组织的兴奋性，治疗肌萎缩和消血栓等。

从以上两例患者的恢复情

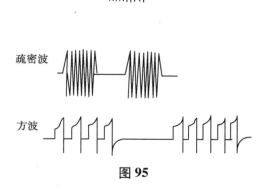

图 95

况看，对于外伤性截瘫，压迫神经较重和神经轻度受损者，有治愈和症状好转的可能性。

八、手法整复肱骨髁上骨折 346 例的临床总结

肱骨髁上骨折，是少儿在伤科中常发生的肘部疾患之一，占全身骨折的 7.5%，成年人不多见。多年来，我们对收治的 346 例患者，根据骨折的类型、年龄等不同情况，进行了临床分析和编组。在以往的临床诊疗中，我们采用三定点和推、挤、按、拉、屈肘法治疗。总治愈率为 95.95%。因此，我们认为这是一套治疗肱骨髁上骨折成功的手法。总结如下：

在这 346 例患者中，1~10 岁的患者 233 人，男性 165 人，女性 68 人；11~20 岁的患者 63 人，男性 44 人，女性 19 人；20 岁以上的患者 50 人，男性 19 人，女性 31 人；其中学生 178 人，农民 89 人，居民 44 人，工人 32 人，干部 3 人；屈曲型骨折 21 人，伸直型骨折 314 人，粉碎型骨折 11 人。治愈 285 人，占 82.37%。基本治愈 47 人，占 13.58%。好转 12 人，占 3.47%。差 2 人，占 0.58%。总治愈率为 95.95%，总有效率为 99.45%。

1. 诊断

（1）有明显的外伤史、跌仆史，肘部疼痛、肿胀、瘀血，功能障碍。

（2）肘关节上方压痛，可扪及骨擦音感或骨断端，亦可有假关节活动。

（3）伸直型骨折明显移位时，有靴状畸形，肘向后方突出。

（4）肘三角的位置正常。

（5）X 线片可显示骨折的类型与移位程度。

2. 治疗标准

治愈：①肿胀疼痛消失。②肘部无压痛，无中心叩击痛。③无异常活动，外观无畸形。④患肢向前平伸，可坚持达 2 分钟以上。⑤X

线片示骨折解剖对位或近解剖对位，无尺偏或桡偏移位。

基本治愈：①无明显肿胀痛。②肘关节屈伸活动时疼痛轻度和部分受限。

好转：①肿胀、疼痛轻度。②肘关节屈伸活动时部分受限。③轻度肘内翻。

差：久病骨关节畸形愈合，骨折处治疗前后无变化。

3. 术前准备

（1）嘱患者或患者家属该如何配合医生治疗。

（2）详细了解病人受伤情况及骨折后的局部与全身状况。

（3）拟定出妥善的治疗方案。

（4）准备好恰当的夹板、药棉、垫、夹板系带等。

4. 整复治疗

（1）手法整复：以伸直型骨折为例。患者坐位，若患者年龄较小则由家长抱在怀中与医生对坐。施手法前，一助手握住患侧上臂，另一助手对握患侧前臂或腕部；术者一手环握在骨折远端的背侧面（即内外踝处），另一手虎口环卡在肘窝上方掌侧面；然后嘱二助手缓缓用力，顺势呈相反方向牵拉，用以矫正骨折的重叠移位；次之，如骨折的远端旋转或半桡侧偏、尺侧偏，边在牵引的过程中将前臂旋至旋前位或旋后位，边用环握的双手相互推按，骨折远端旋转移位及侧偏即可纠正；尺偏者，用力可稍大些，桡偏者，切忌用大力；最后，用环握在骨折远端之手向前而另一手向后相互推拉按压，此时，远端的助手在牵引的情况徐徐屈曲肘关节，当术者手下有骨擦音感时，即已复位。屈曲型骨折，手法相反，在牵引的情况下将远折端向后推，并徐徐伸直肘关节。

（2）包扎固定与术后处理：手法整复后，X线片证实对位情况后，选用恰当的夹板，放好药棉与压垫，系带固定捆好后，检查桡动脉搏动情况以及手部皮肤颜色和温度，固定的位置，一般根据骨折远端移位的方向，将前臂内翻或外翻屈肘位。术后密切观察患肢血运情况，手部有无疼痛麻木症，及时注意调整系带的松紧，或周内定期复查，适当做握拳、屈指的锻炼。

（3）术后用药：根据"内治之法，必须以活血祛瘀为先，血不活则瘀不能祛，瘀不祛则骨不接"的原则，分早中晚期，选用活血祛瘀、消肿止痛、接骨续筋、舒筋活络通利关节之品，适当补充胶质和钙质之药。

5. 医案

（1）王某某，男，4 岁，朝阳区东坝乡人。

1991 年 10 月 8 日被人推倒后肘部摔伤。X 片号 11548，正位片见断端重叠，尺侧偏，侧位片断端分离旋转并向掌侧成角。诊断"左肱骨髁上骨折"（伸直尺偏型）。手法治疗：嘱一助手握左上臂，另一助手握作前臂，呈相反方向顺势牵引，矫正骨折的重叠旋转移位，在牵引过程中逐渐将前臂牵至旋前位，术者双手分别环握于肱骨内外侧髁及骨折近端，相对推挤后，再前后方向施推拉按压法，同时嘱远端助手屈肘，矫正掌侧成角。术后，夹板固定在屈肘位，复拍片"对位良好"，6 周后，骨痂开始形成，骨折线模糊，无肘内翻畸形及神经损伤症状，2 年后随访，无后遗症，发育正常，肘关节功能亦正常。

（2）张某某，男，8 岁，高碑店村人。

因骑自行车摔伤肘部，二天后就诊。查体：左肘关节肿胀，表皮起水疱，肘关节半屈曲位，疼痛剧烈，功能障碍，肘部明显压痛，可扪及骨擦音感。自带 X 片：骨折断端重叠，侧位可见远端旋转并向掌侧成角，诊断：右肱骨髁上骨折。处理：二助手顺势呈相反方向牵引，矫正断端重叠与旋转成角，拇指按压在远折端成角处，双手相互推挤按压，同时屈肘，有骨擦音感时，即为复位。复位后，夹板固定在屈肘位，复拍片显示对位良好。4 周后肿胀疼痛基本消失，骨折线模糊，骨痂大量形成，功能大部分恢复，嘱功能锻炼，拆除外固定，中草药熏洗。1 年后随访，外观与健侧同，无畸形愈合，功能恢复正常。

（3）何某某，女，9 岁，平谷县人。

1988 年 5 月 3 日，因骑自行车摔伤肘部，随即去当地医院拍片示右肱骨髁上骨折。3 天后来我院就诊。查体：右肘关节肿胀，疼痛，前臂瘀斑、水疱，功能障碍，肘部可扪及骨擦音。自带 X 片示正位片断端重叠，远端向桡侧偏移，侧位片断端向掌侧成角旋转，向背侧移位，诊断：右肱骨髁上骨折（伸直桡偏型）。处理手法：热水敷洗后二助手相对牵引，矫正骨折的旋转、重叠移位，双手对向挤压，矫正远折端的桡偏，用力要求均匀柔和，然后纵向推拉按压，嘱握远端的助手徐徐屈肘，矫正远端向背侧移位，复位后夹板固定在屈肘位，前臂外翻。扪桡动脉搏动好，皮肤温度与健侧等，复拍片"对位良好"。4 周后拍片，骨痂开始形成，无畸形愈合，拆除固定，嘱功能锻炼，中草药熏洗。3 个月后随访，功能正常，可参加各项体育活动。

（4）刘某，女，5 岁，东风乡辛庄村人。

1991 年 8 月 10 日，与同学一起玩耍将肘部摔伤，立即去附近医院就诊，拍片示右肱骨髁上骨折，行闭合复位石膏固定术后 5 日，因疼痛肿胀难忍，前来我院诊治，拍片后见：正位片骨折断端重叠，远端向桡侧偏移；侧位片（伸直桡偏型）。处理手法：拆除石膏后，热水敷洗肘部，嘱两助手相对拔伸牵引，矫正重叠旋转，将前臂置外翻位，医者双手相互推挤后，再前后相互推拉按压，嘱远端助手将前臂屈曲，术者手下有骨擦音感时，即已复位，夹板固定，复拍片"对位良好"，前臂外翻屈肘位固定。3 周后拍片，有少量骨痂形成，断端无移位，肿胀疼痛基本消失，嘱患者 4 周后功能锻炼。1 年后随访，患肢与健侧相比，外观无畸形，功能完全恢复正常。

（5）苏某某，女，3 岁，三河县人。

1991 年 7 月 20 日从床上掉下来摔伤肘部，肿胀、疼痛，哭闹不停，去当地医院拍片示：右髁上骨折。第 2 天来我院就诊，自带 X 片示：正位片断端重叠，骨折远端向尺侧偏移，侧位片远端向背侧移位，断端旋转。诊断：右肱骨髁上骨折（伸直尺偏型）。处理治疗：嘱两助手对抗性顺势牵引，矫正重叠旋转，在牵引过程中，前臂牵至旋前位，医者两手相对推挤，用力可稍大些，然后推拉按压时远端助手屈肘关节，待手下有骨擦音感时，即示复位，夹板固定，复拍片"对位良好"，屈肘位固定。4 周后拍片断端无移位，有骨痂形成，拆除外固定，进行功能锻炼。10 周后复诊，外观与健侧同，功能正常。

（6）王某，男，6 岁，北京市热电厂家属。

与孩子玩耍被推倒摔伤后来我院诊治。查体：左肘关节肿胀，功能障碍，肘关节内侧压痛明显，可扪及骨擦音感。拍片示：正侧骨折断端向尺侧偏移、重叠，侧位片远端向掌侧移位。诊断：左肱骨髁上骨折（屈曲尺偏型）。处理治疗：嘱助手对握上臂，医者一手置肱骨内外侧髁处，另一手握骨折近端，呈相反方向顺势牵拉，矫正骨折的重叠移位，向桡侧相互推挤，矫正尺偏移位，最后，用卡在远折端掌侧面之手向后上方推按远折端，另一手将近折端向前方推按，与此同时，伸直肘关节，有骨擦音感时即复位。夹板固定，肘半伸直位固定。拍片对位好。4 周后复拍片，有骨痂形成，拆除夹板。3 个月后随访，功能恢复，外观无畸形，可参加各项运动。

6. 体会

（1）肱骨髁上骨折：肱骨髁上骨折，主要发生于儿童，成人则少见。肱骨的下端扁而宽，并向前卷曲，与肱骨干长轴形成一个 $30°\sim50°$ 的角，称为前倾角，骨折移位后，可使前倾角变异为负角，两端变宽，成内、外踝角。由于肱骨下端与骨干的连接处有 3 个凹，前面为冠突窝及桡骨窝，后面为鹰嘴窝，较深，它们之间仅有一层极薄的软骨板相隔，比较薄弱，肘关节的前后肌肉比较发达，两侧有坚强的韧带保护，从而增加了关节的稳固性，避免了肘关节向两侧脱位而极易发生骨折。

（2）病因病理：由于外伤机制的不同，使肱骨髁上骨折分为几种类型：

伸直型髁上骨折：肘关节伸直位跌仆损伤时掌心先着地，地面的反作用力经前臂传达至肱骨下端，将肱骨髁推向后上方，而自上而下的重力将肱骨干推向前方，临床比较多见。此型易合并血管神经损伤，但一般均能恢复，3 个月后如不恢复，可进行手术探查。

粉碎型骨折：比较少见，易发于成年人，多因肱骨下端受到压缩性的暴力所致，尺骨鹰嘴切迹向肱骨下端劈裂，易分为内外髁两骨折，骨折线常呈"T"形、"Y"形或不规则形，亦称为踝间骨折。

屈曲型骨折：受伤跌倒后肘关节屈曲，肘后侧先着地，暴力经尺骨鹰嘴把肱骨髁由后下方推向前上方而造成，很少并发血管神经损伤。

（3）手法机理：罗氏正骨法，是在相其形势，使叠者抻开，错者对位，凹者复起，凸者复平，断者复续，徐徐接之的理论基础上运用的，所谓稳定三点（内外踝与断端），便于拉开，而骨折端术者又便于手法操作，这是其一；其二，整复时术者两手摆放的位置，又是三定点手法的位置和力点、量与角度使用时的位置，掌握适度准确，亦是此法成功的主要因素之一。

肱骨髁上骨折，采用了三定点推挤按压推拉法，动作要娴熟、连贯，把肘关节后面环握内、外侧髁的手作为第一推挤力点，另一手环卡在近折端的手作为第二按压推拉力点，上臂自身为一支点，这样，定点准确，整复时得心应手又省力，病人少受痛苦。若定点不准，而力量、方向角度也随着发生变化，整复就会出现困难，或许整复不成功。

（4）总结：以上集中论述的肱骨髁上骨折的三定点治疗法，还可应用在桡骨远端、指骨、趾骨、锁骨骨折等处，它既是一个治疗方法，又能在治疗时稳定骨折处和复诊时的检查，稳妥可靠。因此，从以往临床诊治疗效高的因素看，我们认为这是一套成功的手法，可以推广应用。

罗氏正骨传人简介

　　罗氏300年来的医学光辉史，为了人类的健康、生存，相继而延续至今。经罗氏中医家族代代的努力和不懈的拼搏，现已发展为系统的、业已成熟的罗氏正骨法。同时，罗氏第五代、第六代、第七代传人，对传统中医药学的延续，均做了大量的工作。从罗氏中医的发展看，均适应了历代发展的需要。罗氏门人认为："吾此点滴骨伤科事业，是应民需之举延续至今。"此短语，真乃为传统中医药学延续之要素。

　　近百年来，罗氏中医正骨法，随着新时代的不断发展而前进。现罗氏中医家族的从医人员，在传统医学和现代医学的结合上，有了长足的发展，并在各自发展的医学道路上继续探索着。现将罗氏第六代、第七代传人的医学发展情况简介如下：

（一）罗氏正骨第六代传人

　　位于北京市朝阳区高碑店北路甲8号的罗有明中医骨伤医院，于1985年7月正式对外门诊以来，国内外大量骨伤患者慕名前来求医，络绎不绝。院长罗有明是骨科圣手"双桥老太太"，办院时她已年过八旬，虽然老人家仍然精神矍铄，但毕竟年龄不饶人，老人家便把这所医院管理的沉重担子压在她的继承人罗金殿院长的肩上。罗金殿20岁开始独立行医，50余年来，他在继承传统中医药骨伤医技的基础上，又通过系统中西医理论的深造，发展完善了业已成熟的罗氏正骨法，表现在他的临证治疗、教学及疗效上，而且有所创新。因此，1993年罗金殿经北京市中医药管理局及专家、教授考评三年的师承成绩后，定为罗有明老中医学术真传的继承人。他的手法轻巧，稳准轻快，治愈率高。对骨折、骨关节脱臼、颈椎综合征、腰椎间盘脱出症、风湿性脊柱病伴骨质增生、骨质疏松等的治疗上，积累了丰富的临床经验。在高难度外伤性颈、胸、腰椎骨折伴截瘫患者的诊疗上，也颇有独到之处。同时他还总结了罗有明正骨法的八大特点、四大治疗原则，100 多个诊疗手法。经罗金殿治疗的骨伤患者遍布全国 20 多个省市及国际 10 多个国家。数以万计的骨伤患者，均获得了满意疗效。

罗金殿

罗金殿，男，1931 年生，河南省夏邑县人。他自幼学习祖传中医和读"私塾"，是罗氏中医家族史的第六代传人。为了提高医学理论水平，1975 年曾先后在北京医学院、朝阳医院、垂杨柳医院进修临床医学系计 4 年，1985 年起担任罗有明骨伤医院业务副院长、副主任医师、教研室主任，继以传授罗氏正骨法。

罗金殿在手法诊断、手法治疗方面有其独到特点，认为无论是骨折、骨关节脱臼或软组织损伤，在诊疗整复时，都要掌握稳、准、轻、快和两轻一重、三定点手法。稳，就是要求正确进行检查，以识别损伤的类型、程度，以及有否合并证的发生，以免误诊。准，是在稳的基础上对症治疗或辨证施治。轻和快，是用巧妙熟练的手法调整人体各种伤患生理功能的不平衡因素。两轻一重手法，就是开始要轻，但一重也不是强行，而是在一两次轻度手法达不到治疗目的时，再采用重一些的手法。两轻一重手法能解除患者恐惧和疑虑心情，有利于配合医生的治疗。三定点是基本定点，临床可根据伤部位的不同，采取多点。此法既可贯穿在某些治疗手法之中，又可在诊断时用，还可用于复诊时的检查，因此称为三功法。由于三定点法易理解，故以此为名。例如，桡骨远端骨折用此法时，除可固定骨折外，还可在治疗手法和检查对位后的复位情况下用，稳妥可靠。

罗金殿的诊疗要诀是：在用手法正骨之前，必须先看损伤部位的伤势轻重，有否畸形，问病人的损伤原因，用手轻轻触摸检查损伤的情况，用耳听或用指力的敏感度觉察筋、骨、肌肉损伤的声音，并观察病人的精神状况及疾病的症状，然后才可对症治疗。并力图做到

"三兼治"，即正骨——矫正断骨、错位合拢还原位；正筋——拨正或复贴游离、浮起、扭转、出槽的筋腱；正肌肉——并拢损伤后分离、肿胀浮起的肌肉。"三兼治"，在治疗上完善了手法的作用。在三者之间的关系上，如还纳组织的归位，对愈后确保功能，创造了有利条件，同时也改变了只管骨折，不顾软组织功能障碍的缺欠。三者同时治疗，能缩短愈合期和避免后遗症的发生。

罗氏正骨的原则包括：手法整复；包扎固定；正骨用药；功能锻炼。罗金殿把手法的作用归纳为："一感，二松，三通，四轻"。感——感觉，指疼痛或酸、麻、木、胀等；松——疏松，指手指松解，使治疗后疼痛、挛缩而紧张的组织得到松解；通——畅通，指损伤后的结缔组织被整复、松解后，气血、经络畅通无阻；轻——轻松愉快病则除。感、松、通、轻四个字突出表明了罗氏正骨手法的诊疗特色。

罗金殿在医学实践中十分注重积累点滴经验，使其不断升华为理性认识。1993 年第 5 期《中国骨伤》杂志发表了和他合作者撰写的"正骨手法治疗腰椎间盘脱出症"一文，总结出："侧扳复位法，手、肘压法，皆由于对患侧力加大，使健侧椎间隙加宽，此时髓核承受的力是相等的，给髓核还纳创造了有利条件。推力及纤维环的弹性回纳力增加了椎间周围组织的内力，改变和松解了椎后小关节。解除粘连组织促使髓核归位，纤维环并拢，脱离受压神经根或硬膜囊，同时也矫正了椎间小关节变异和内在不平衡，回旋了棘突偏歪等。除重点在还纳椎间盘的同时兼有行气活血、舒筋解痉、松解粘连、消炎止痛等作用。"由罗金殿整理的"中医正骨手法治疗 60 例外伤性截瘫患者的报告"，既是对师父罗有明经验的总结，也是对攀登现代医学科学尖端的一种尝试。此文被收进《百家方技精华》一书中。由罗金殿主编的《罗有明正骨法》、《罗氏正骨法》中西医结合治疗骨病丛书〈腰椎间盘脱出症〉分册。以上全面系统地介绍了罗有明老大夫的正骨经验，详尽地介绍了罗氏八大手法，受到了医学界及名流学者的关注和好评，认为有重要的参考和实用价值，对社会是一大贡献。罗金殿 50 余年来参加了多次国内、外骨伤学术交流会议和中西医结合学术交流会议，他本人被收选入《当代中国骨伤人才》和《中国当代中医名人志》等书中。罗金殿和他的合作者于 1994 年 6 月在世界传统医学首届"生命力杯"论文大奖赛上，发表了治疗脊柱病的两篇论文，一篇获优秀论文奖，整理一篇获金杯三等奖。他还研制了五种膏剂，临床疗效极为满意。曾获中直机关先进工作者及北京市劳动模范等光荣称号。

近期他又研制了"化瘀止痛胶囊"、"风湿祛痛片"、"灵仙祛痛膏"等药剂，临床疗效极为满意，因此，受到国内外医患者的欢迎。

在教学和传播正骨经验方面，罗金殿做了大量工作。1990 年以来，他在教研室的基础上，筹建了电教中心，将罗氏正骨手法拍成电教片，分别用汉、英、日三种文字分别示教，每个手法动作延长，便于国内、外同道参考使用和剪接。与此同时，他十分重视培养接班人，罗氏正骨第七代传人罗素兰、罗伟、罗勇、罗素霞，近 30 年来在专业方面有了长足进步，除罗有明老医生的精心指导外，还和罗金殿的言传身教密切相关。

罗金殿不仅医术高超而且医德高尚，他想病人之所想，急病人之所急，严于律己，廉洁行医，从不以医谋私。50 多年来他一直保持着全心全意为人民服务的好思想、好作风、好传统，受到医学界、志士仁人、学者等极大的关注。虽已年逾七旬，但他仍像小学生一样，孜孜不倦的学习；像年青人一样朝气蓬勃，在传统医学的道路上继续探索着。

（二）罗氏正骨第七代传人

1. 罗素兰

罗素兰，女，1951 年出生，现年 55 岁，系罗氏中医正骨家族第七代传人。罗素兰自幼受祖母罗有明、父亲罗金殿的影响，十分喜好中医，十几岁起在祖母、父亲的教诲下，开始认真学习罗氏正骨法。成年后即以祖母、父亲为师，正式学习罗氏正骨法。在他们的言传身教下，很快掌握了罗氏骨伤手法的精髓。为了进一步提高医疗水平，自 1975 年起，她先后参加了卫生部举办的中西医结合治疗骨关节损伤学习班，并到北京医院骨外科门诊、北京市朝阳区双桥医院骨科门诊病房进修学习。1985 年参加中医骨伤科函授大学的学习，1989 年毕业，取得了中医骨伤科函授大学毕业文凭，1993 年晋升为主治医师，同年经北京市中医药管理局和专家考评，被指定为罗有明名老中医的学术继承人。

1998 年晋升为副主任医师，2006 年晋升为主任医师。30 多年来，罗素兰运用罗氏治疗骨伤病的稳、准、轻、快的独特手法，治愈了国内、外数以万计的各类骨伤科患者，并获得了他们的好评。

30 多年的理论学习和临床实践，使罗素兰对罗氏正骨法形成了独特的见解。她认为：罗氏正骨法是一门外治法的临床学科，该法融检查、诊断、治疗为一体，以手法之精练、巧妙、敏捷为特点而著称于世。而在应用手法时，则根据病人病情的轻重缓急辨证用法，辨证用力，治疗手法与辅助手法相互为用，从而减少了患者痛苦，达到了治疗目的。罗素兰应用这一理论治疗骨折、脱臼、颈椎病、腰椎间盘脱出症、脊柱病、骨质增生、软组织损伤等骨伤病，都取得了满意疗效。

罗素兰对手法"稳"的理论见解是：临床要经过必要的检查，迅速判断损伤性质、部位和情况，并提出相应的治疗方案，在临床实施中，方可"机触于外，巧生于内，手随心转，法从手出"，使手法"稳而有力，稳透而不僵"。

罗素兰对手法"准"的理论见解是：由于患者对病情表达的局限性，因此医生必须对患者作各种必要的检查，透过局部的、表面的现象而看到整体的、本质的内容；综合局部的与邻近、代偿与整体之间的关系，究其病因，在临床中"知其体相"做出准确的诊断，掌握治疗的主动权。这种整体观，与祖国医学的整体观是一脉相承的。例如"法"，在临床应用"触"法中就包括寒热温凉、传导音、畸形等几十种，在应用中就要根据病因病情选择恰当的手法综合运用，准确无误。手法的操作力度，则根据疾病的部位，手法操作的性质和方向，以及治疗到痊愈的变化过程来决定其轻重缓急；同时还要注意手法力度的变化要由轻到重，循序渐进，以恢复病变部位的正常生理解剖形态。对于操作时间，则应根据损伤的种类与程度、治疗方法、治疗范围来决定。所有这些诊断与操作，均以"准"字当先在临床上灵活运用，才可收到预期效果。

对于手法的"轻""重"，罗素兰的理论见解是：无论病情轻重，在诊治开始时，手法均需"轻"。这样做既可以避免浅层组织的损伤与遗漏，又可以防止迟愈病情，同时还可以消除患者的紧张情绪，有利于医患之间的配合。在治疗过程中，则要根据病变部位，恰如其分的"重"，要重而不滞，重中有巧，以巧力代重力；在处理邻近组织时手法要"轻"，要轻而不浮，用以疏通气血。总之，在治疗过程中，正确地运用"轻-重-轻"手法的顺序，就能使疾患解除而不易留后遗症。

对于罗氏正骨法"正骨、正筋、正肌肉"三项同步的三兼治治疗特点，罗素兰的理论见解是：当骨的连续性被破坏以后，肢体因失去骨的杠杆作用和支柱作用而导致功能障碍，继而是软组织肿胀、瘀血、疼痛。《内经》指出："骨为干，脉为营，筋为刚，肉为墙。"这就是说，骨折后，由于失去了血脉的濡养，筋也萎软无力，无法使骨骼坚固，同时肌肉也失去稳固性和保护作用，它们之间相互联系，相互制约，缺一不可，在骨折治疗时运用"三兼治"方法，分筋、理筋、顺筋、复贴肌肉等手法是必不可少的。这些方法可使气血运行，使瘀血肿胀尽快消散和吸收，同时又可减轻在整复时因疼痛而产生局部组织的保护性不良反应。而不经过"三兼治"法相应会增加复位困难。运用三兼治法这一特点，又可使肌肉抵抗力消失而减轻复位的难度，这正是三兼治法的特点。骨折复位后，由于肌肉内在主动收缩力、牵拉力的存在，要采取必要的手法，恢复其相互协调联系的功能，以防止复位后的骨折再度移位。由于这一方法将正骨、正筋、正肌肉三项同步进行，所以它既治疗了骨折，又同时治疗了筋腱、肌肉，疏通了气血，从而缩短了骨折的愈合期，功能恢复较快，同时也避免了后遗症的发生，是一套可行而完善的治疗手法。

对于罗氏"一法多用，多法共用"的手法特点，罗素兰的理论和见解是：当正常机体损伤后，鉴于损伤机制、患者体质、损伤程度的不同，可出现各种各样的临床表现，而治疗过程就是疾患转化痊愈的渐进过程，因而固定的手法模式，是不能达到理想的疗效的，所以，一种手法可应用在不同种类的疾病上，一种疾病也可应用多种不同手法。如腰椎间盘脱出症，就是采用扳、压、旋、推、点、按等多种手法辨证组合应用。如推法，也可应用到骨折、脱位、软组织损伤等多种疾患。这种灵活运用的手法，在临床上收到了事半功倍的效果。

30 多年来，罗素兰主任医师在罗氏第五代、第六代传人的言传身教下，结合自己的临床实践，将罗氏正骨法不断加以总结、提高，取得了不少成果。她参加了编撰的《罗有明正骨法》一书，该书已由人民卫生出版社于 1993 年 1 月出版发行；她撰写的论文"中医正骨手法治疗股骨干骨折临床总结"发表于 1993 年《中医骨伤》杂志第 6 卷（增刊）；论文"中医正骨手法治疗腰椎间盘脱出症的研究"发表于 1993 年《中国骨伤》杂志第 6 卷第 5 期，她多次参加国际、国内医学学术交流会，并被收录入《当代中国骨伤人才》等多种辞书。除此，罗素兰还撰写了近 20 万字的北京市老中医学术继承的文章，经北京市中医管理局及专家教授的评定、考核，成绩良好。

罗素兰不仅医术高超，而且医德高尚，她严于律己，廉洁行医，从不以医谋私。如今，罗素兰仍在孜孜不倦地学习，朝气蓬勃地工作。她决心为发展中医骨伤医学，光大罗氏正骨法，为人类的健康，顽强探索，更好地为人民服务。

2. 罗伟

罗伟，男，1958 生，北京市朝阳区双桥生人。1998 年毕业于河南医科大学。罗有明中医骨伤科医院主治医师，"罗氏正骨法"的第七代传人，罗有明中医骨伤科医院教研室成员之一。自幼跟随祖母罗有明和父亲罗金殿学习中医骨伤科。26 年来，除掌握罗氏特色正骨法外，又经过医学院的深造，在医学的道路上有了长足进步。1986 年进修 X 射线学及医技的临床操作，1993 年北京市西城区三年医专药学毕业，并临床多年，对罗氏中医药学的学术发展有一定贡献。罗伟曾多次参加国内外医药学术交流会，参加了《罗氏正骨法》、《罗有明正骨法》等书的编辑出版工作，参加了《罗氏中医正骨法》电教片的制作，以上三部书均已由国家级出版社出版发行，产生了很好的社会效益，为传承中医药学做出了积极贡献。目前，为了人类的健康事业，他仍孜孜不倦地工作着。

3. 罗勇

罗勇，男，1960 生，北京市朝阳区双桥生人。1989 年毕业于光明中医学院，现任罗有明中医骨伤科医院业务副院长，执业医师，罗有明中医骨伤科医院教研室成员之一。自幼跟随祖母罗有明和父亲罗金殿学习中医骨伤科。"罗氏正骨法"的第七代传人。20 年来，罗勇除掌握罗氏祖传特色中医药外，又经过了高等医学院校的深造。曾多次参加国内医学学术交流会。每年接诊两千余名骨伤、软伤的疑难病患者，患者对治疗效果满意，受到了广大患者的信任和好评。罗勇也参加了《罗氏正骨法》、《罗有明正骨法》、《罗有明中医正骨法》电教片的编辑出版工作。罗勇在参与罗有明中医骨伤科医院 9 种剂型的研制成功上发挥了主导作用，使罗氏中医药受到了广大患者的好评。为了人类的健康事业，他仍孜孜不倦地学习、努力工作着。

4. 罗素霞

罗素霞，女，1962 年生，北京市朝阳区双桥生人。医学硕士，现任罗有明中医骨伤科医院院长助理，科室主任，主治医师，罗有明中医骨伤科医院教研室成员之一。从小跟随祖母罗有明和父亲罗金殿学习中医骨伤科，"罗氏正骨法"的第七代传人。20 年来，她除掌握罗氏特色正骨法外，又经过高等医学院校的深造，发展了业已成熟的"罗氏正骨法"，在临床医疗、管理、医学教研及疗效上都取得了很好的成绩。曾作为副主编参加了《罗氏正骨法》一书的中、英文对照、《罗氏中医正骨法》电教片的编辑出版工作，电教片由中、英、日三种文字出版发行，对在国际上传播中医药学上起到了积极的推动作用。罗素霞还参与协编了《罗有明正骨法》一部、主编了《罗有明跨世纪庆典文集》一部，并绘制了以上各种手法治疗 300 余幅插图，以上各书及电教片均已由国家级出版社出版发行。罗素霞每年接诊两千余名疑难病患者，使他们得到了有效的治疗，受到了患者的信任和好评。为了人民的健康事业，她正在积极工作着。

内容提要

　　本书为《现代骨伤流派名家丛书》之一。主要介绍了罗有明中医正骨法的渊源与特色、手法特点、手法要领及功用，总结了罗有明对颈椎病、软组织损伤、骨关节脱位性疾病、外伤性骨折等近60种骨伤科疾病的治疗经验，反映了其伤科专题研究和学术见解等，图文并茂。书末附有罗氏正骨传人简介。

　　本书主要供骨伤科医生参考。

57 检